本书荣获

第二届中医经典传承大会

“中医经典传承之星”荣誉称号

中医手抄经典丛书

手抄经典

《伤寒论》经方歌诀笔记

龙大锋　吕　梁　赵　娜　主编

全国百佳图书出版单位
中国中医药出版社
·北　京·

图书在版编目（CIP）数据

手抄经典:《伤寒论》经方歌诀笔记 / 龙大锋，
吕梁，赵娜主编．—北京：中国中医药出版社，2022.6
（中医手抄经典丛书）
ISBN 978－7－5132－6125－8

Ⅰ．①手…　Ⅱ．①龙…　②吕…　③赵…　Ⅲ．①《伤寒论》—方歌　Ⅳ．① R222.27

中国版本图书馆 CIP 数据核字（2021）第 255855 号

中国中医药出版社出版
北京经济技术开发区科创十三街 31 号院二区 8 号楼
邮政编码　100176
传真　010-64405721
山东临沂新华印刷物流集团有限责任公司印刷
各地新华书店经销

开本 710×1000　1/16　印张 17.25　字数 254 千字
2022 年 6 月第 1 版　2022 年 6 月第 1 次印刷
书号　ISBN 978－7－5132－6125－8

定价　88.00 元
网址　www.cptcm.com

服务热线　010－64405510
购书热线　010－89535836
维权打假　010－64405753

微信服务号　zgzyycbs
微商城网址　https://kdt.im/LIdUGr
官方微博　http://e.weibo.com/cptcm
天猫旗舰店网址　https://zgzyycbs.tmall.com

如有印装质量问题请与本社出版部联系（010-64405510）

手抄经典

《伤寒论》经方歌诀笔记

编 委 会

顾　问　王雪茜

主　编　龙大锋　吕　梁　赵　娜

副主编　（以姓氏笔画为序）

于　宁　王　爽　张　弛　张　岳

侯建春

编　委　（以姓氏笔画为序）

王　芳　王紫萱　王路川　汤靖淳

孙瑾萱　李东懋　何泽钰　张　敏

《中医手抄经典丛书》

编委会

编写说明

《伤寒论》是《伤寒杂病论》的一部分，为东汉张仲景所著，是中医学"四大经典"之一。《伤寒论》是我国第一部理法方药完备、理论联系实际的临床著作，具有辉煌成就与重要价值，奠定了中医临床医学的基础。

《手抄经典:〈伤寒论〉经方歌诀笔记》为《中医手抄经典丛书》之一，在系统梳理《伤寒论》经方歌诀基础上，整理归纳古籍原文，采用读书笔记形式，融合手账功能；歌诀以硬笔书法编排成帖，配米字格，便于学习者临摹、温习。

经方玄微，医圣垂法，歌诀助记，统纲务韵。本书选录《长沙方歌括》《伤寒方歌括》及教材收载和民间验用的《伤寒论》经方歌诀200余首，涉及方剂107首，每方搭配经典歌诀1～2首，选载时略有发挥。所辑歌诀节奏鲜明，易学、易懂、易记。歌诀下附《伤寒论》《金匮要略》相应条文，分列【应用指征】【药物组成】【服用方法】【配伍加减】【禁忌证】【注意事项】【变证及预后】等以深化理解、指导临证。

《手抄经典:〈伤寒论〉经方歌诀笔记》的原文以明·赵开美复刻本《伤寒论》为蓝本，参考《中医经典能力等级考试指南》及相关教材。经方分类参照全国中医药行业“十四五”规划教材《伤寒论选读》，按六经辨证理论体系归纳，依方剂所治六经病主次列序，顺序有所调整，但条文序号不变，悉以赵本《伤寒论》为准。凡两经共有之方，均录于前。本书文字为横排，故将原文中之“右 × 味”改为“上 × 味”。

本书设计追求清新古雅，读者使用时既可研读仲景经方，又可体味国风雅韵，是中医药从业者、学习者、爱好者研习《伤寒论》、品读中国古典医籍、备战中医经典考试、培养传统文化素养的实用之选。

编者

2022 年 5 月

《伤寒杂病论》原序

东汉·张仲景

論曰：餘每覽越人入虢之診，望齊侯之色，未當不慨然嘆其才秀也。怪當今居世之士，曾不留神醫藥，精究方術，上以療君親之疾，下以救貧賤之厄，中以保身長全，以養其生。但競逐榮勢，企踵權豪，孜孜汲汲，惟名利是務；崇飾其末，忽棄其本，華其外而悴其內。皮之不存，毛將安附焉？卒然遭邪風之氣，嬰非常之疾，患及禍至，而方震慄，降志屈節，欽望巫祝，告窮歸天，束手受敗。賫百年之壽命，持至貴之重器，委付凡醫，恣其所措，咄嗟嗚呼！厥身已斃，神明消滅，變爲異物，幽潛重泉，徒爲啼泣。痛夫！舉世昏迷，莫能覺悟，不惜其命，若是輕生，彼何榮勢之雲哉！而進不能愛人知人，退不能愛身知己，遇災值禍，身居厄地，蒙蒙昧昧，惷若遊魂。哀乎！趨世之士，馳競浮華，不固根本，忘軀徇物，危若冰谷，至於是也。

餘宗族素多，向餘二百，建安紀年以來，猶未十稔，其死亡者三分有二，傷寒十居其七。感往昔之淪喪，傷橫夭之莫救，乃勤求古訓，博采眾方，撰用《素問》《九卷》《八十一難》《陰陽大論》《胎臚藥錄》并《平脉辨證》，爲《傷寒雜病論》，合十六卷。雖未能盡愈諸病，庶可以見病知源。若能尋餘所集，思過半矣。

夫天布五行，以運萬類；人稟五常，以有五藏；經絡府俞，陰陽會通；玄冥幽微，變化難極。自非才高識妙，豈能探其理致哉！上古有神農、黄帝、岐伯、伯高、雷公、少俞、少師、仲文，中世有長桑、扁鵲，漢有公乘陽慶及倉公，下此以往，未之聞也。觀今之醫，不念思求經旨，以演其所知，各承家技，終始順舊，省疾問病，務在口給，相對斯須，便處湯藥。按寸不及尺，握手不及足；人迎趺陽，三部不參；動數發息，不滿五十。短期未知決診，九候曾無髣髴；明堂闕庭，盡不見察，所謂窺管而已。夫欲視死別生，實為難矣。

孔子雲：生而知之者上，學則亞之。多聞博識，知之次也。餘宿尚方術，請事斯語。

目录

辨太阳病脉证并治

辨少阴病脉证并治

辨厥阴病脉证并治

辨霍乱病脉证并治

辨阴阳易差后劳复病脉证并治

附录

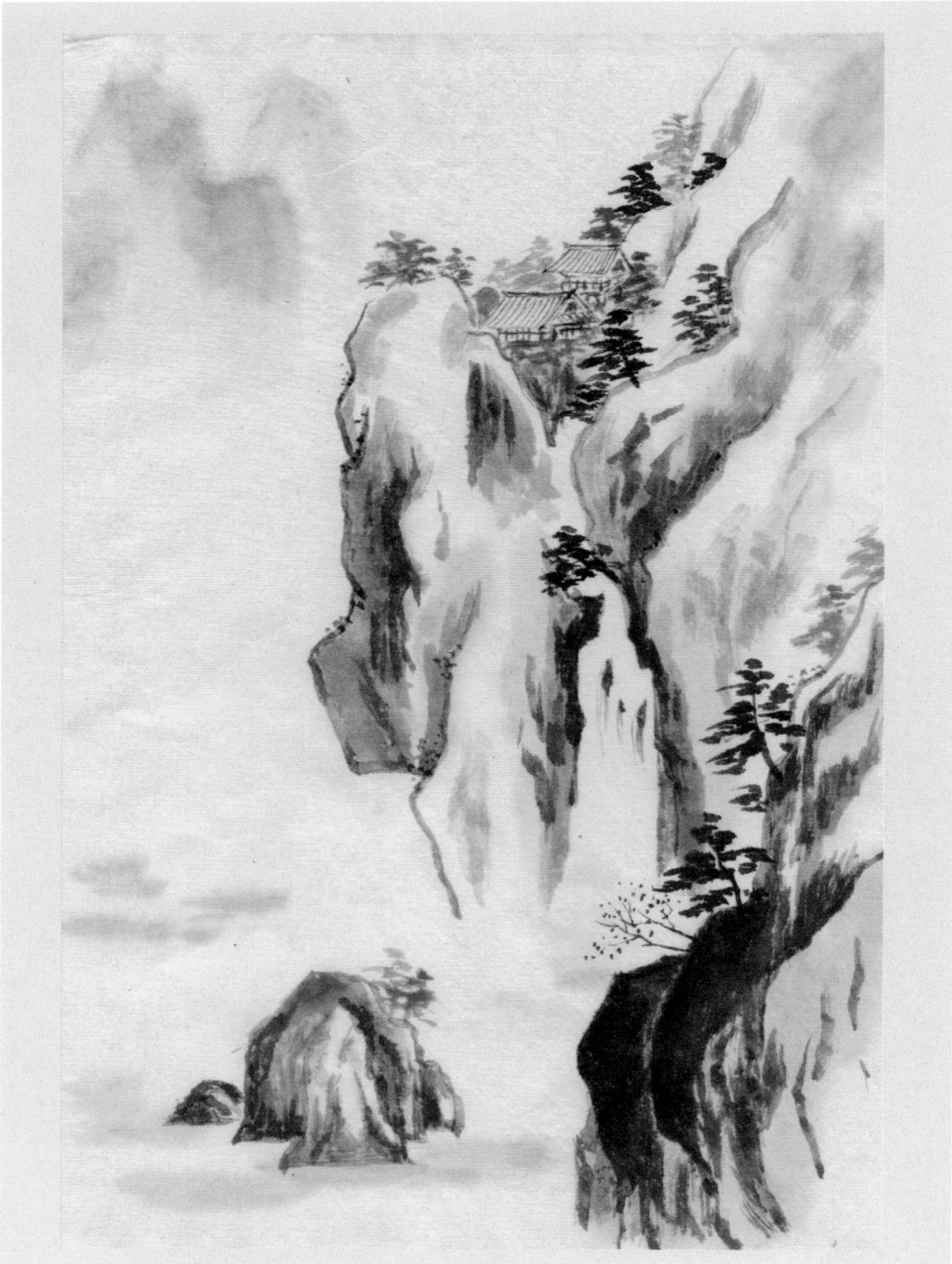

辨太阳病脉证并治

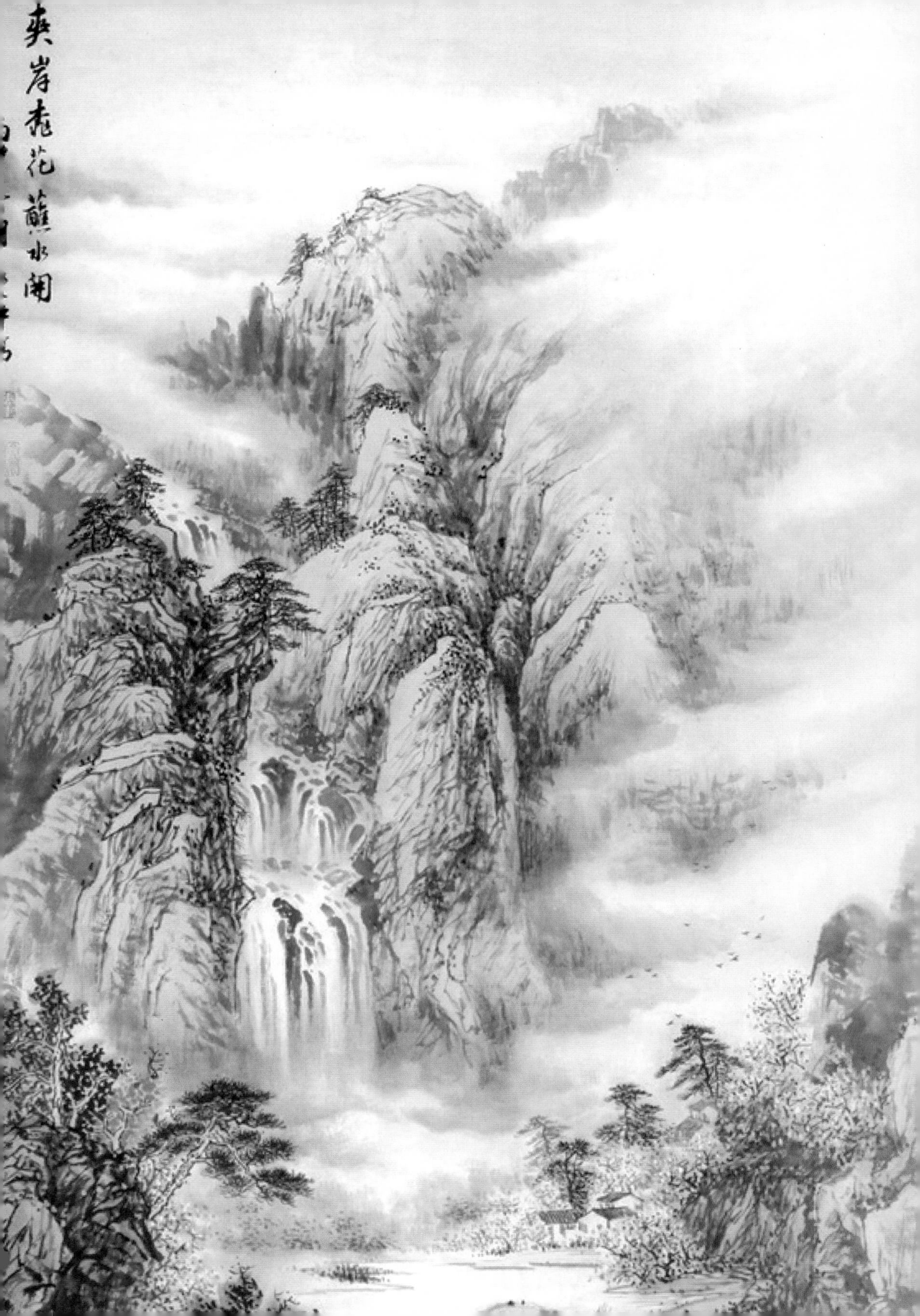
夾岸春花蘸水開

桂枝汤方

【方歌】

项强头痛汗憎风，
桂芍生姜三两同，
枣十二枚甘二两，
解肌还藉粥之功。

【方歌】

桂枝汤治太阳风，
芍药甘草姜枣同，
解肌发表调营卫，
汗出恶风此方功。

【应用指征】太阳中风，阳浮而阴弱，阳浮者，热自发；阴弱者，汗自出，啬啬恶寒，淅淅恶风，翕翕发热，鼻鸣干呕者，桂枝汤主之。(12)太阳病，头痛，发热，汗出，恶风，桂枝汤主之。(13)太阳病，下之后，其气上冲者，可与桂枝汤，方用前法，若不上冲者，不得与之。（15）太阳病，外证未解，脉浮弱者，当以汗解，宜桂枝汤。（42）病常自汗出者，此为荣气和。荣气和者，外不谐，以卫气不共荣气谐和故尔。以荣行脉中，卫行脉外，复发其汗，荣卫和则愈，宜桂枝汤。（53）病人脏无他病，时发热，自汗出而不愈者，此卫气不和也。先其时发汗则愈，宜桂枝汤。（54）伤寒，不大便六七日，头痛有热者，与承气汤。其小便清者，知不在里，仍在表也，当须发汗。若头痛者，必衄，宜桂枝汤。（56）伤寒发汗，已解，半日许复烦，脉浮数者，可更发汗，宜桂枝汤。（57）伤寒，医下之，续得下利清谷不止，身疼痛者，急当救里。后身疼痛，清便自调者，急当救表。救里，宜四逆汤；救表，宜桂枝汤。（91）太阳病，发热汗出者，此为荣弱卫强，故使汗出，欲救邪风者，宜桂枝汤。（95）太阴病，脉浮者，可发汗，宜桂枝汤。（276）下利腹胀满，身体疼痛者，先温其里，乃攻其表。温里，宜四逆汤；攻表，宜桂枝汤。（372）吐利止，而身痛不休者，当消息和解其外，宜桂枝汤小和之。（387）妇人得平脉，阴脉小弱，其人渴，不能食，无寒热，名妊娠，桂枝汤主之。（《金匮要略·妇人妊娠病脉证并治第二十》）产后风，续之数十日不解，头微痛，恶寒，时时有热，心下闷，干呕汗出。虽久，阳旦证续在耳，可与阳旦汤。即桂枝汤。（《金匮要略·妇人产后病脉证治第二十一》）

【药物组成】桂枝三两，去皮　芍药三两　甘草二两，炙　生姜三两，切　大枣十二枚，擘

【服用方法】上五味，㕮咀三味。以水七升，微火煮取三升，去滓，适寒温，服一升。服已须臾，啜热稀粥一升余，以助药力。温服令一时许，遍身漐漐微似有汗者益佳，不可令如水流漓，病必不除。若一服汗出病差，停后服，不必尽剂。若不汗，更服依前法。又不汗，后服小促其间，半日许，令三服尽。若病重者，一日一夜服，周时观之。服一剂尽，病证犹在者，更作服。若汗不出，乃服至二三剂。禁生冷、黏滑、肉面、五辛、酒酪、臭恶等物。

【配伍加减】喘家，作桂枝汤，加厚朴杏子佳。（18）

【禁忌证】太阳病三日，已发汗，若吐、若下、若温针，仍不解者，此为坏病，桂枝不中与之也。观其脉证，知犯何逆，随证治之。桂枝本为解肌，若其人脉浮紧，发热汗不出者，不可与之也。常须识此，勿令误也。(16)

【注意事项】若酒客病，不可与桂枝汤，得之则呕，以酒客不喜甘故也。(17) 凡服桂枝汤吐者，其后必吐脓血也。(19) 太阳病，初服桂枝汤，反烦不解者，先刺风池、风府，却与桂枝汤则愈。(24)

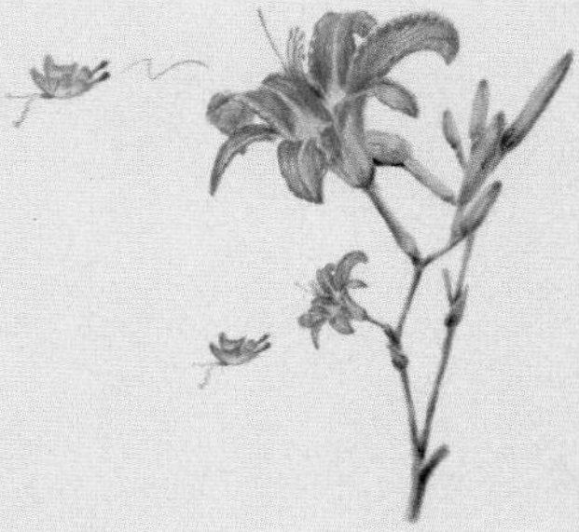

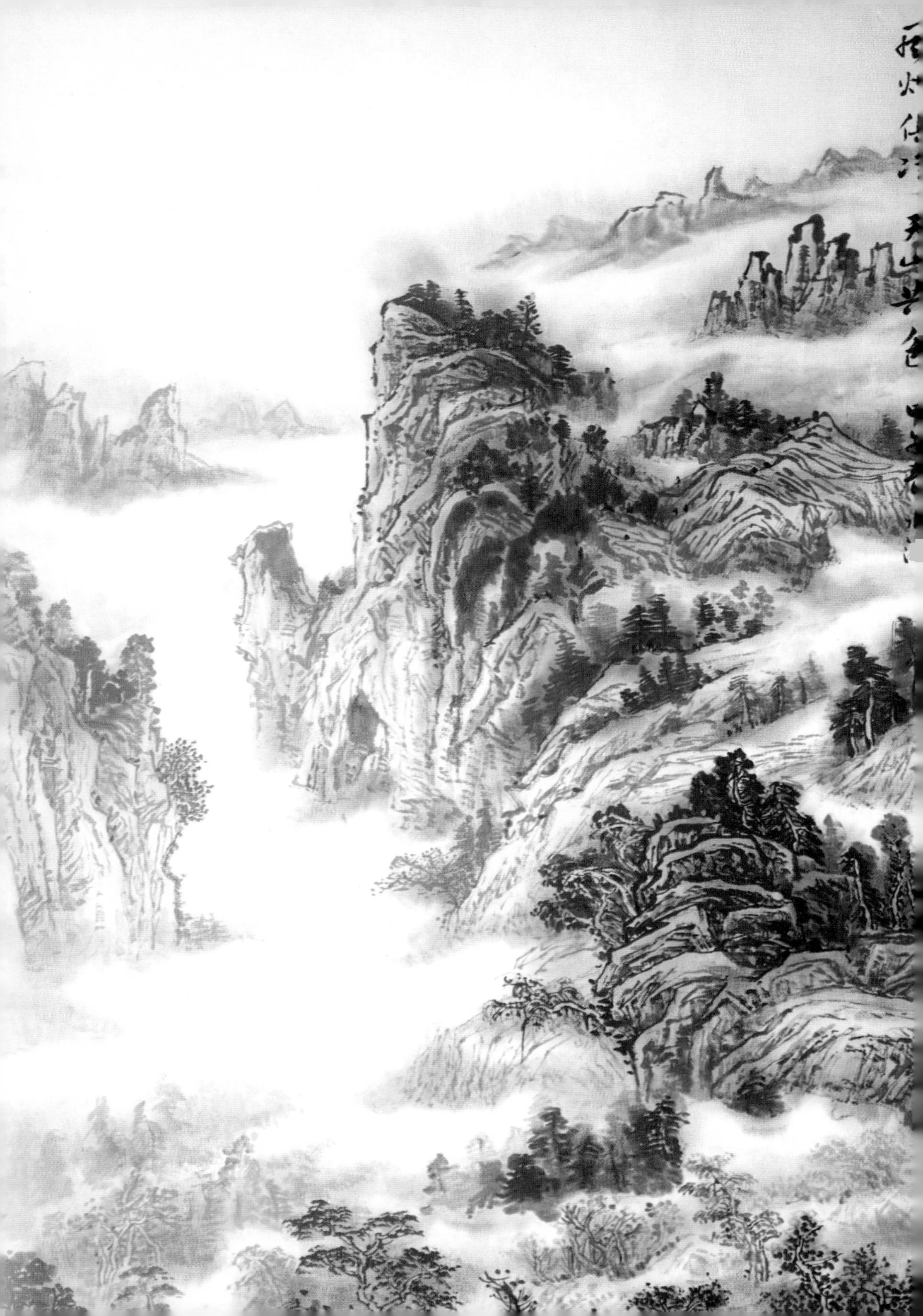

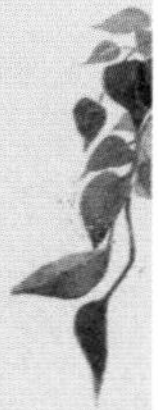

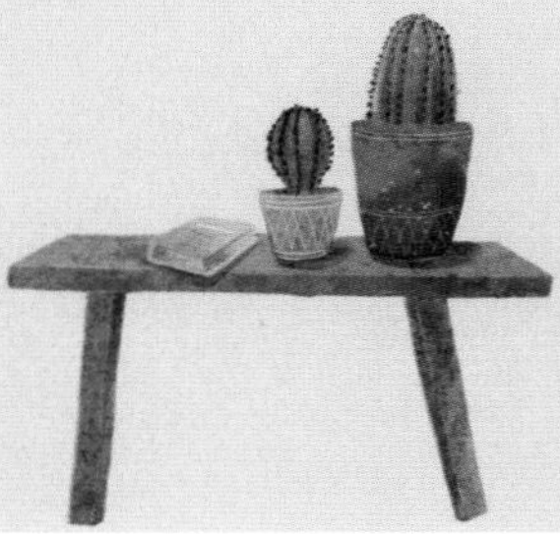

桂枝加葛根汤方

【方歌】

葛根四两走经输，
项背几几反汗濡，
只取桂枝汤一料，
加来此味妙相须。

【应用指征】太阳病，项背强几几，反汗出恶风者，桂枝加葛根汤主之。(14)

【药物组成】葛根四两　麻黄三两，去节　芍药二两　生姜三两，切　甘草二两，炙　大枣十二枚，擘　桂枝二两，去皮

【服用方法】上七味，以水一斗，先煮麻黄、葛根，减二升，去上沫，内诸药，煮取三升，去滓。温服一升。覆取微似汗，不须啜粥，余如桂枝法将息及禁忌。

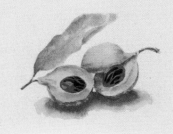

桂枝加厚朴杏子汤方

【方歌】

下后喘生及喘家，
桂枝汤外更须加，
朴加二两五十杏，
此法微茫未有涯。

【应用指征】太阳病，下之微喘者，表未解故也，桂枝加厚朴杏子汤主之。(43)

【药物组成】桂枝三两，去皮　甘草二两，炙　生姜三两，切　芍药三两　大枣十二枚，擘　厚朴二两，炙，去皮　杏仁五十枚，去皮尖

【服用方法】上七味，以水七升，微火煮取三升，去滓。温服一升，覆取微似汗。

桂枝加附子汤方

【方歌】

汗因过发漏浸浸，
肢急常愁伸屈难，
尚有尿难风又恶，
桂枝加附一枚安。

【应用指征】太阳病，发汗，遂漏不止，其人恶风，小便难，四肢微急，难以屈伸者，桂枝加附子汤主之。(20)

【药物组成】桂枝三两，去皮　芍药三两　甘草三两，炙　生姜三两，切　大枣十二枚，擘　附子一枚，炮，去皮，破八片

【服用方法】上六味，以水七升，煮取三升，去滓。温服一升。本云桂枝汤，今加附子。将息如前法。

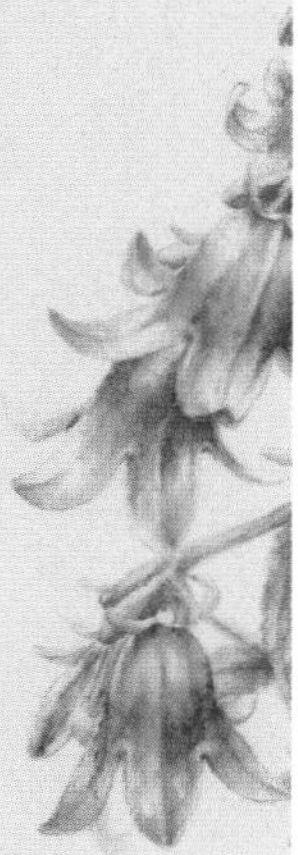

桂枝去芍药汤方
桂枝去芍药加附子汤方

【方歌】

桂枝去芍义何居？
胸满阴弥要急除，
若见恶寒阳不振，
更加附子一枚俱。

【应用指征】太阳病，下之后，脉促胸满者，桂枝去芍药汤主之。(21)若微寒者，桂枝去芍药加附子汤主之。(22)

【药物组成】

桂枝去芍药汤：桂枝三两，去皮　甘草二两，炙　生姜三两，切　大枣十二枚，擘

桂枝去芍药加附子汤：桂枝三两，去皮　甘草二两，炙　生姜三两，切　大枣十二枚，擘　附子一枚，炮，去皮，破八片

【服用方法】上四味，以水七升，煮取三升，去滓。温服一升。本云桂枝汤，今去芍药/加附子。将息如前法。

桂枝加芍药生姜各一两人参三两新加汤方

【方歌】

汗后身痛脉反沉，

新加方法轶医林，

方中姜芍还增一，

三两人参义蕴蕴。

【应用指征】发汗后，身疼痛，脉沉迟者，桂枝加芍药生姜各一两人参三两新加汤主之。(62)

【药物组成】桂枝三两，去皮　芍药四两　甘草二两，炙　人参三两　大枣十二枚，擘　生姜四两

【服用方法】上六味，以水一斗二升，煮取三升，去滓。温服一升。本云桂枝汤，今加芍药、生姜、人参。

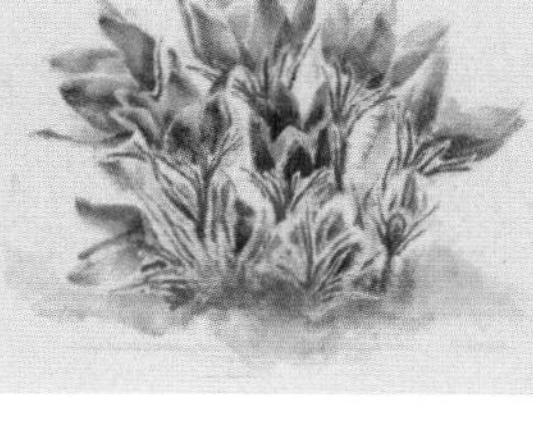

麻黄汤方

【方歌】

七十杏仁三两麻，
一甘二桂效堪夸，
喘而无汗头身痛，
温服休教粥到牙。

【方歌】

麻黄汤中用桂枝，
杏仁甘草四般施，
发热恶寒头项痛，
伤寒服此汗淋漓。

【应用指征】太阳病，头痛发热，身疼腰痛，骨节疼痛，恶风无汗而喘者，麻黄汤主之。(35) 太阳与阳明合病，喘而胸满者，不可下，宜麻黄汤。(36) 太阳病，十日以去，脉浮细而嗜卧者，外已解也。设胸满胁痛者，

与小柴胡汤。脉但浮者，与麻黄汤。(37)

【药物组成】麻黄三两，去节　桂枝二两，去皮　甘草一两，炙　杏仁七十个，去皮尖

【服用方法】上四味，以水九升，先煮麻黄，减二升，去上沫，内诸药，煮取二升半，去滓。温服八合。覆取微似汗，不须啜粥，余如桂枝法将息。

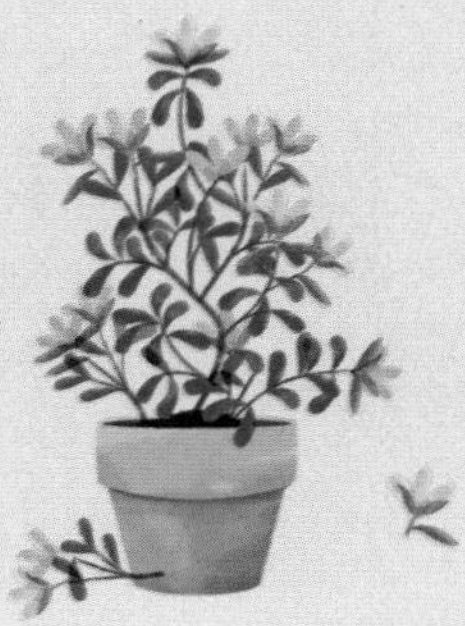

葛根汤方

【方歌】

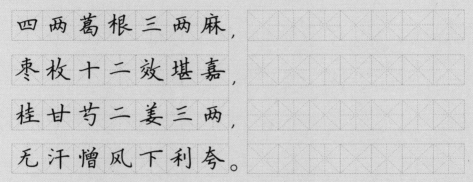

四两葛根三两麻，
枣枚十二效堪嘉，
桂甘芍二姜三两，
无汗憎风下利夸。

【应用指征】太阳病，项背强几几，无汗，恶风，葛根汤主之。(31)太阳与阳明合病者，必自下利，葛根汤主之。(32)太阳病，无汗而小便反少，气上冲胸，口噤不得语，欲作刚痉，葛根汤主之。(《金匮要略·痉湿暍病脉证治第二》)

【药物组成】葛根四两　麻黄三两，去节　桂枝二两，去皮　生姜三两，切　甘草二两，炙　芍药二两　大枣十二枚，擘

【服用方法】上七味，以水一斗，先煮麻黄、葛根，减二升，去白沫，内诸药，煮取三升，去滓。温服一升。覆取微似汗，余如桂枝法将息及禁忌。诸汤皆仿此。

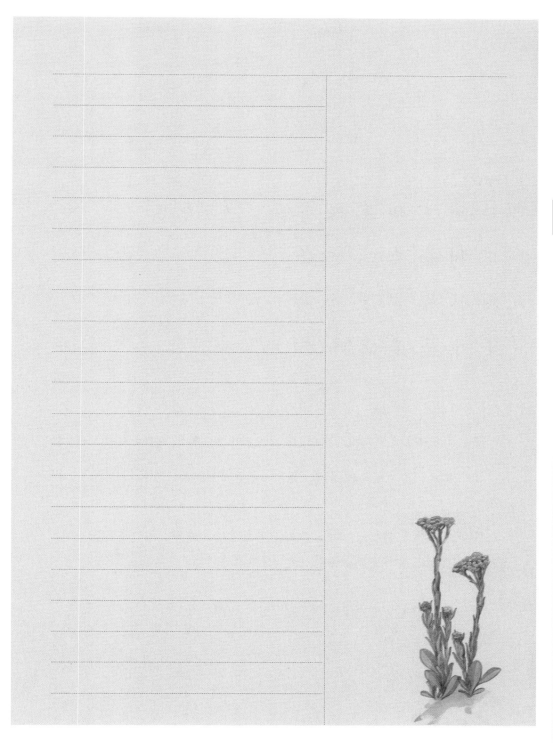

葛根加半夏汤方

【方歌】

二阳下利葛根夸，
下利旋看呕逆嗟，
须取原方照分两，
半升半夏洗来加。

【应用指征】太阳与阳明合病，不下利但呕者，葛根加半夏汤主之。(33)

【药物组成】葛根四两　麻黄三两，去节　甘草二两，炙　芍药二两　桂枝二两，去皮　生姜二两，切　半夏半升，洗　大枣十二枚，擘

【服用方法】上八味，以水一斗，先煮葛根、麻黄，减二升，去白沫，内诸药，煮取三升，去滓。温服一升。覆取微似汗。

大青龙汤方

【方歌】

二两桂甘三两姜，
膏如鸡子六麻黄，
枣枚十二五十杏，
无汗烦而且躁方。

【方歌】

大青龙汤桂麻黄，
杏草石膏姜枣藏，
太阳无汗兼烦躁，
风寒两解此为良。

【应用指征】太阳中风，脉浮紧，发热恶寒，身疼痛，不汗出而烦躁者，大青龙汤主之。若脉微弱，汗出恶风者，不可服之。服之则厥逆，筋惕肉瞤，此为逆也。（38）伤寒脉浮缓，身不疼但重，乍有轻时，无少阴证者，大青

龙汤发之。(39) 病溢饮者，当发其汗，大青龙汤主之，小青龙汤亦主之。(《金匮要略·痰饮咳嗽病脉证并治第十二》)

【药物组成】麻黄六两，去节　桂枝二两，去皮　甘草二两，炙　杏仁四十枚，去皮尖　生姜三两，切　大枣十枚，擘　石膏如鸡子大，碎

【服用方法】上七味，以水九升，先煮麻黄，减二升，去上沫，内诸药，煮取三升，去滓。温服一升，取微似汗。汗出多者，温粉粉之。一服汗者，停后服。若复服，汗多亡阳，遂虚，恶风烦躁，不得眠也。

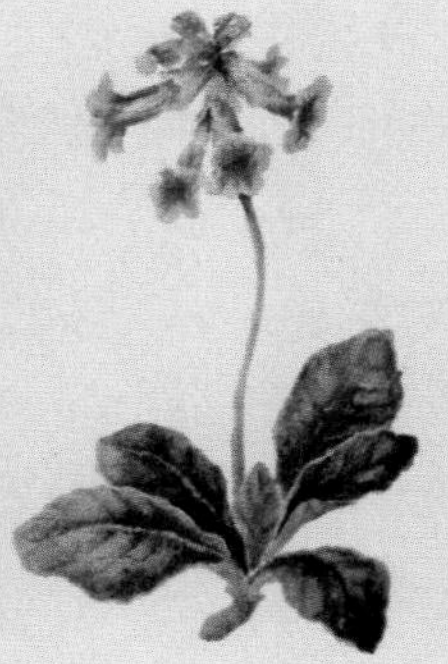

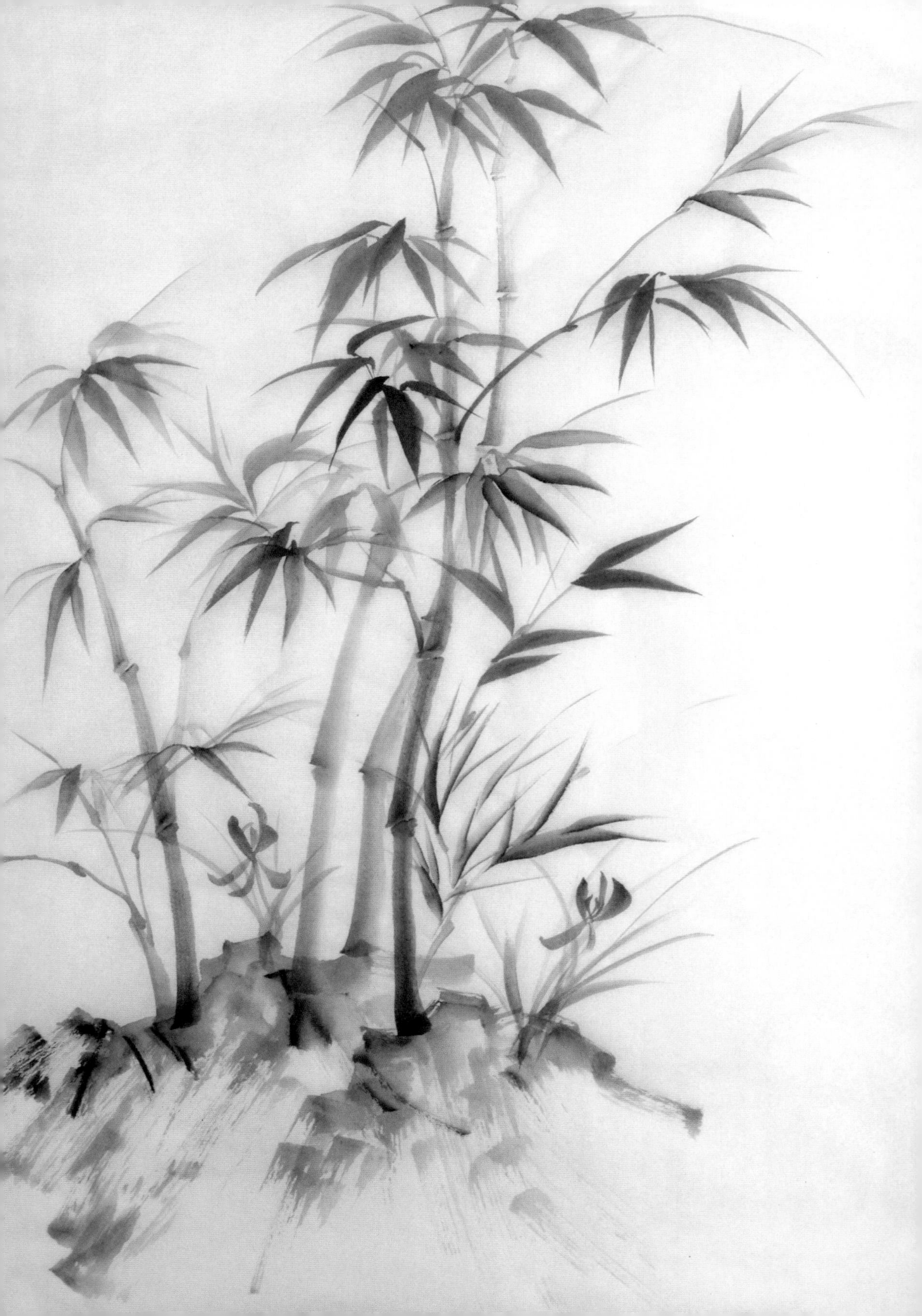

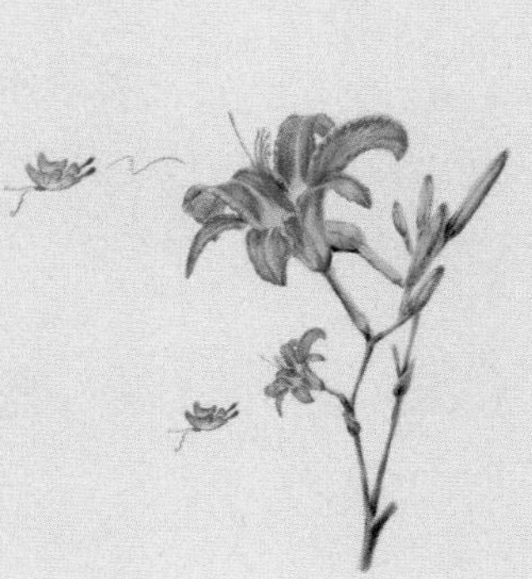

小青龙汤方

【方歌】

桂麻姜芍草辛三，
夏味半升记要谙，
表不解兮心下水，
咳而发热句中探。
若渴去夏取楼根，
三两来加功亦壮，
微利去麻加荛花，
熬赤取如鸡子样。
若噎去麻炮附加，
只用一枚功莫上，
麻去再加四两苓，

能除尿短小腹胀，

若喘除麻加杏仁，

须去皮尖半升量。

【方歌】

小青龙汤治水气，

喘咳呕哕渴利慰，

姜桂麻黄芍药甘，

细辛半夏兼五味。

【应用指征】伤寒表不解，心下有水气，干呕，发热而咳，或渴，或利，或噎，或小便不利、少腹满，或喘者，小青龙汤主之。(40) 伤寒，心下有水气，咳而微喘，发热不渴。服汤已渴者，此寒去欲解也。小青龙汤主之。(41) 病溢饮者，当发其汗，大青龙汤主之，小青龙汤亦主之。咳逆倚息不得卧，小青龙汤主之。(《金匮要略·痰饮咳嗽病脉证并治第十二》)

【药物组成】麻黄去节　芍药　细辛　干姜　甘草炙　桂枝各三两，去皮　五味子半升　半夏半升，洗

【服用方法】上八味，以水一斗，先煮麻黄，减二升，去上沫，内诸药，煮取三升，去滓。温服一升。

【配伍加减】若渴，去半夏，加栝楼根三两；若微利，去麻黄，加荛花，如一鸡子，熬令赤色；若噎者，去麻黄，加附子一枚，炮；若小便不利，少腹满者，去麻黄，加茯苓四两；若喘，去麻黄，加杏仁半升，去皮尖。且荛花不治利，麻黄主喘，今此语反之，疑非仲景意。

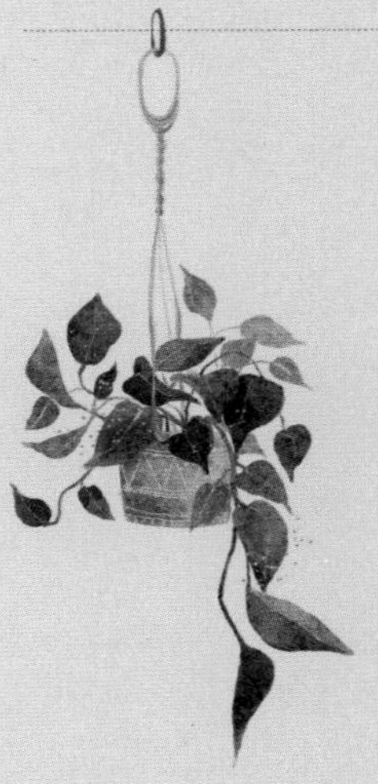

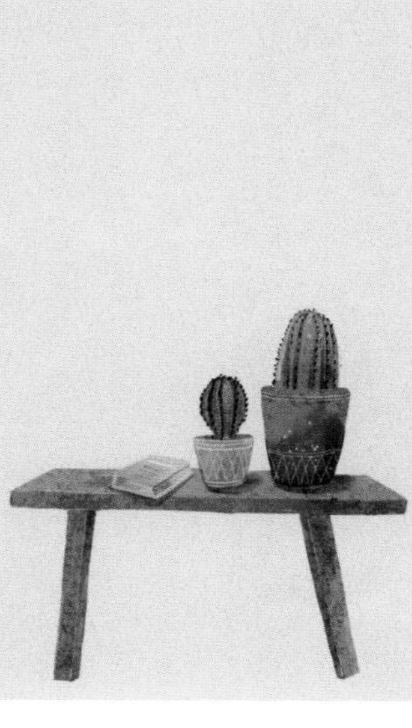

桂枝麻黄各半汤方

【方歌】

桂枝一两十六铢，
甘芍姜麻一两符，
杏廿四枚枣四粒，
面呈热色痒均驱。

【应用指征】太阳病，得之八九日，如疟状，发热恶寒，热多寒少，其人不呕，清便欲自可，一日二三度发。脉微缓者，为欲愈也；脉微而恶寒者，此阴阳俱虚，不可更发汗、更下、更吐也；面色反有热色者，未欲解也，以其不能得小汗出，身必痒，宜桂枝麻黄各半汤。(23)

【药物组成】桂枝一两十六铢，去皮　芍药　生姜切　甘草炙　麻黄各一两，去节　大枣四枚，擘　杏仁二十四枚，汤浸，去皮尖及两仁者

【服用方法】上七味，以水五升，先煮麻黄一二沸，去上沫，内诸药，煮取一升八合，去滓。温服六合。本云，桂枝汤三合，麻黄汤三合，并为六合，顿服。将息如上法。

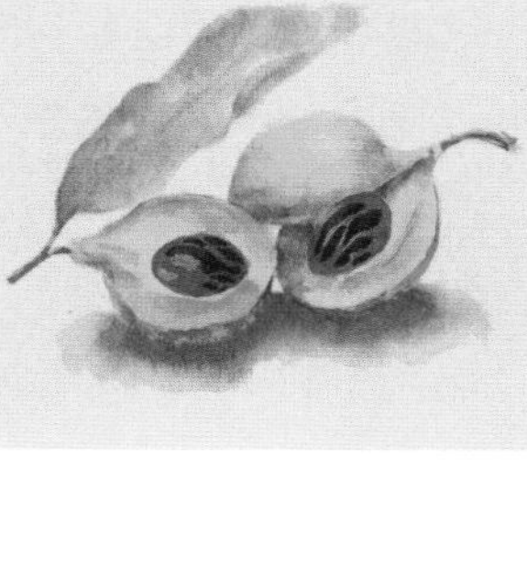

桂枝二麻黄一汤方

【方歌】

一两六铢芍与姜，
麻铢十六杏同行，
桂枝一两铢十七，
草两二铢五枣匡。

【应用指征】太阳病，初服桂枝汤，反烦不解者，先刺风池、风府，却与桂枝汤则愈。（24）服桂枝汤，大汗出，脉洪大者，与桂枝汤如前法；若形似疟，一日再发者，汗出必解，宜桂枝二麻黄一汤。（25）

【药物组成】桂枝一两十七铢，去皮　芍药一两六铢　麻黄十六铢，去节　生姜一两六铢，切　杏仁十六个，去皮尖　甘草一两二铢，炙　大枣五枚，擘

【服用方法】上七味，以水五升，先煮麻黄一二沸，去上沫，内诸药，煮取二升，去滓。温服一升，日再服。本云桂枝汤二分，麻黄汤一分，合为二升，分再服。今合为一方，将息如前法。

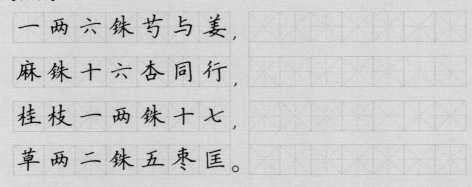

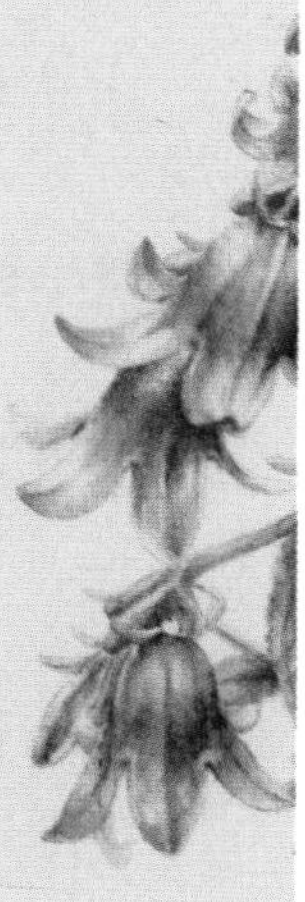

桂枝二越婢一汤方

【方歌】

桂芍麻甘十八铢，
生姜一两二铢俱，
膏铢廿四四枚枣，
要识无阳旨各殊。

【应用指征】太阳病，发热恶寒，热多寒少。脉微弱者，此无阳也，不可发汗。宜桂枝二越婢一汤。(27)

【药物组成】桂枝去皮　芍药　麻黄　甘草各十八铢，炙　大枣四枚，擘　生姜一两二铢，切　石膏二十四铢，碎，绵裹

【服用方法】上七味，以水五升，煮麻黄一二沸，去上沫，内诸药，煮取二升，去滓。温服一升。

【注意事项】本云当裁为越婢汤、桂枝汤合之，饮一升。今合为一方，桂枝汤二分，越婢汤一分。

五苓散方

【方歌】

猪术茯苓十八铢，
泽宜一两六铢符，
桂枝半两磨调服，
暖水频吞汗出苏。

【方歌】

五苓散治太阳腑，
白术泽泻猪茯苓，
膀胱化气添桂枝，
利便消暑烦渴清。

【应用指征】太阳病，发汗后，大汗出，胃中干，烦躁不得眠，欲得饮水者，少少与饮之，令胃气和则愈。若脉浮，小便不利，微热消渴者，五苓散主之。（71）发汗已，脉浮数，烦渴者，五苓散主之。（72）中风发热，六七日不解而烦，有表里证，渴欲饮水，水入则吐者，名曰水逆，五苓散主之。(74) 本以下之，故心下痞，与泻心汤。痞不解，其人渴而口燥烦，小便不利者，五苓散主之。(156) 假令瘦人脐下有悸，吐涎沫而癫眩，此水也，五苓散主之。(《金匮要略·痰饮咳嗽病脉证并治第十二》)

【药物组成】猪苓十八铢，去皮　泽泻一两六铢　白术十八铢　茯苓十八铢　桂枝半两，去皮

【服用方法】上五味，捣为散。以白饮和服方寸匕，日三服。多饮暖水，汗出愈。如法将息。

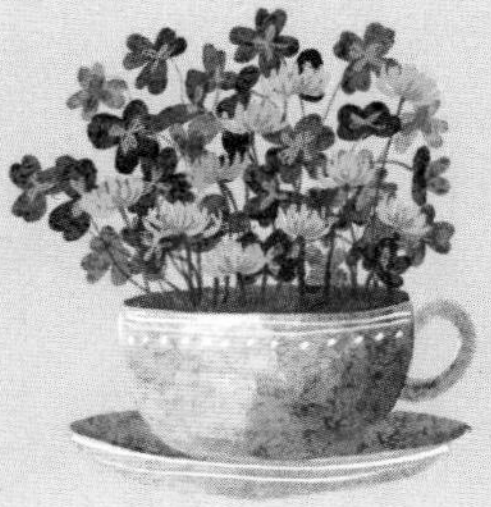

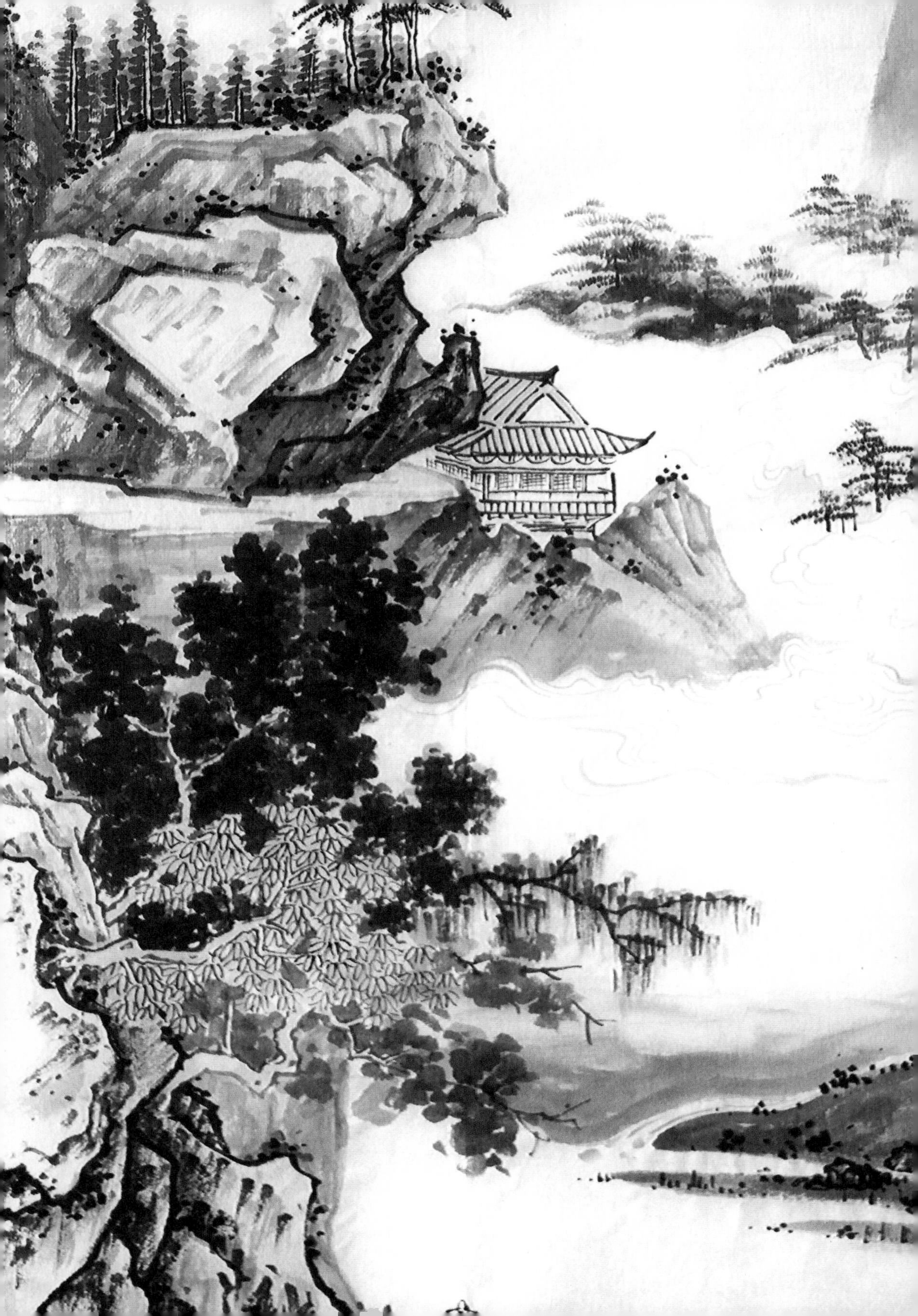

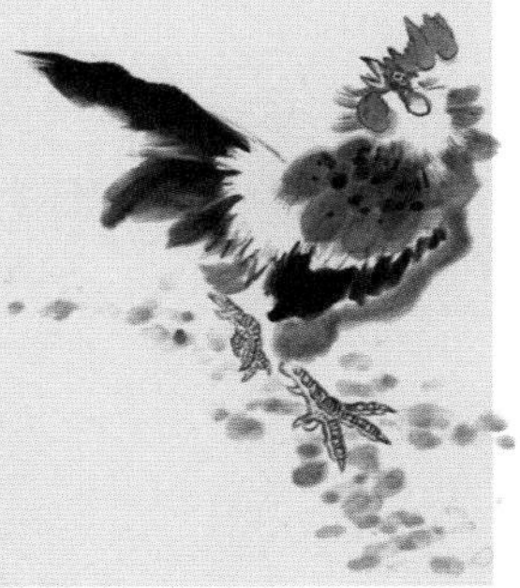

茯苓甘草汤方

【方歌】

汗多不渴此方求，
久治伤寒厥悸优，
二桂一甘三姜茯，
须知水汗共源流。

【应用指征】伤寒汗出而渴者，五苓散主之；不渴者，茯苓甘草汤主之。(73)伤寒厥而心下悸，宜先治水，当服茯苓甘草汤，却治其厥。不尔，水渍入胃，必作利也。(356)

【药物组成】茯苓二两　桂枝二两，去皮　甘草一两，炙　生姜三两，切

【服用方法】上四味，以水四升，煮取二升，去滓。分温三服。

【变证及预后】未持脉时，病人手叉自冒心，师因教试令咳而不咳者，此必两耳聋无闻也。所以然者，以重发汗，虚故如此。发汗后，饮水多必喘，以水灌之亦喘。(75)

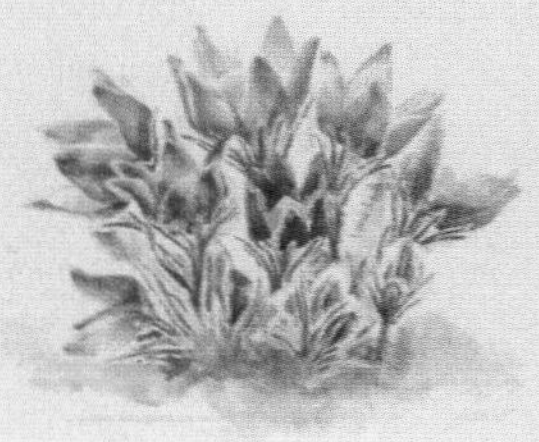

桃核承气汤方

【方歌】

五十桃仁四两黄，
桂硝二两草同行，
膀胱热结如狂证，
外解方攻用此汤。

【方歌】

桃核承气五般奇，
甘草硝黄并桂枝，
热解膀胱小腹胀，
如狂蓄血最相宜。

【应用指征】太阳病不解，热结膀胱，其人如狂，血自下，下者愈。其外不解者，尚未可攻，当先解其外；外解已，但少腹急结者，乃可攻之，宜桃核承气汤。(106)

【药物组成】桃仁五十个，去皮尖　大黄四两　桂枝二两，去皮　甘草二两，炙　芒硝二两

【服用方法】上五味，以水七升，煮取二升半，去滓，内芒硝，更上火微沸，下火。先食温服五合，日三服，当微利。

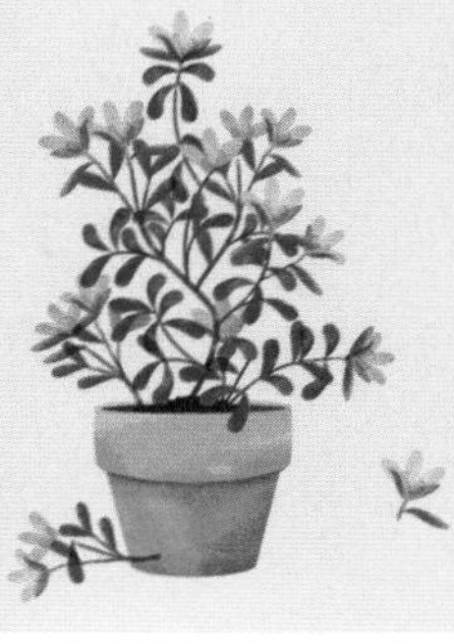

抵当汤方

【方歌】

大黄三两抵当汤，
里指任冲不指胱，
虻蛭三十桃二十，
攻其血下定其狂。

【应用指征】阳明证，其人喜忘者，必有蓄血。所以然者，本有久瘀血，故令喜忘。屎虽硬，大便反易，其色必黑者，宜抵当汤下之。（237）太阳病六七日，表证仍在，脉微而沉，反不结胸，其人发狂者，以热在下焦，少腹当硬满，小便自利者，下血乃愈。所以然者，以太阳随经，瘀热在里故也。抵当汤主之。（124）太阳病，身黄，脉沉结，少腹硬，小便不利者，为无血也。小便自利，其人如狂者，血证谛也。抵当汤主之。（125）妇人经水不利下，抵当汤主之。（《金匮要略·妇人杂病脉证并治第二十二》）

【药物组成】水蛭熬　虻虫各三十个，去翅足，熬　桃仁二十个，去皮尖　大黄三两，酒洗

【服用方法】上四味，以水五升，煮取三升，去滓。温服一升。不下更服。

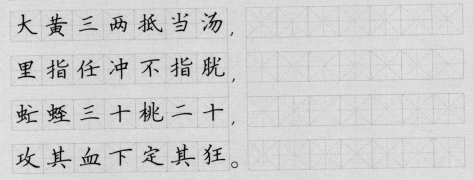

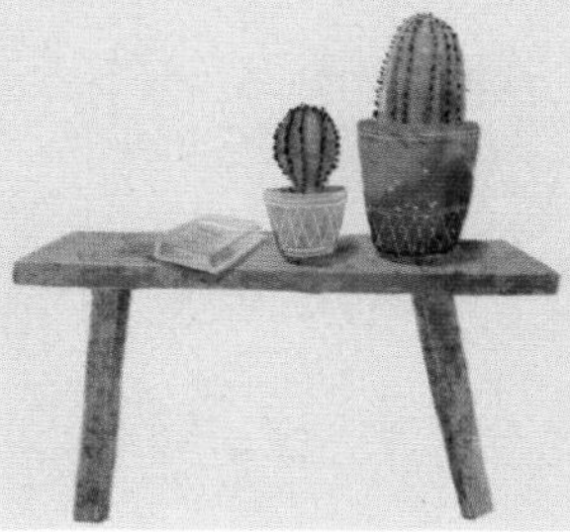

抵当丸方

【方歌】

廿五桃仁三两黄，
虻虫水蛭廿枚详，
捣丸四个煎宜一，
有热尿长腹满尝。

【应用指征】伤寒有热，少腹满，应小便不利；今反利者，为有血也，当下之，不可余药，宜抵当丸。（126）太阳病，小便利者，以饮水多，必心下悸；小便少者，必苦里急也。（127）

【药物组成】水蛭二十个，熬　虻虫二十个，去翅足，熬　桃仁二十五个，去皮尖　大黄三两

【服用方法】上四味，捣分四丸，以水一升，煮一丸，取七合服之。晬时当下血，若不下者更服。

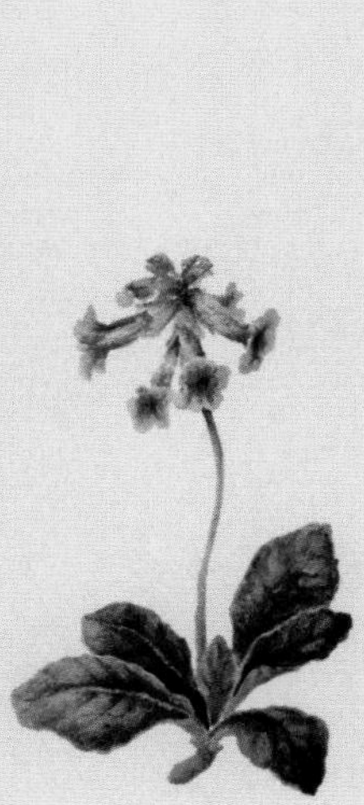

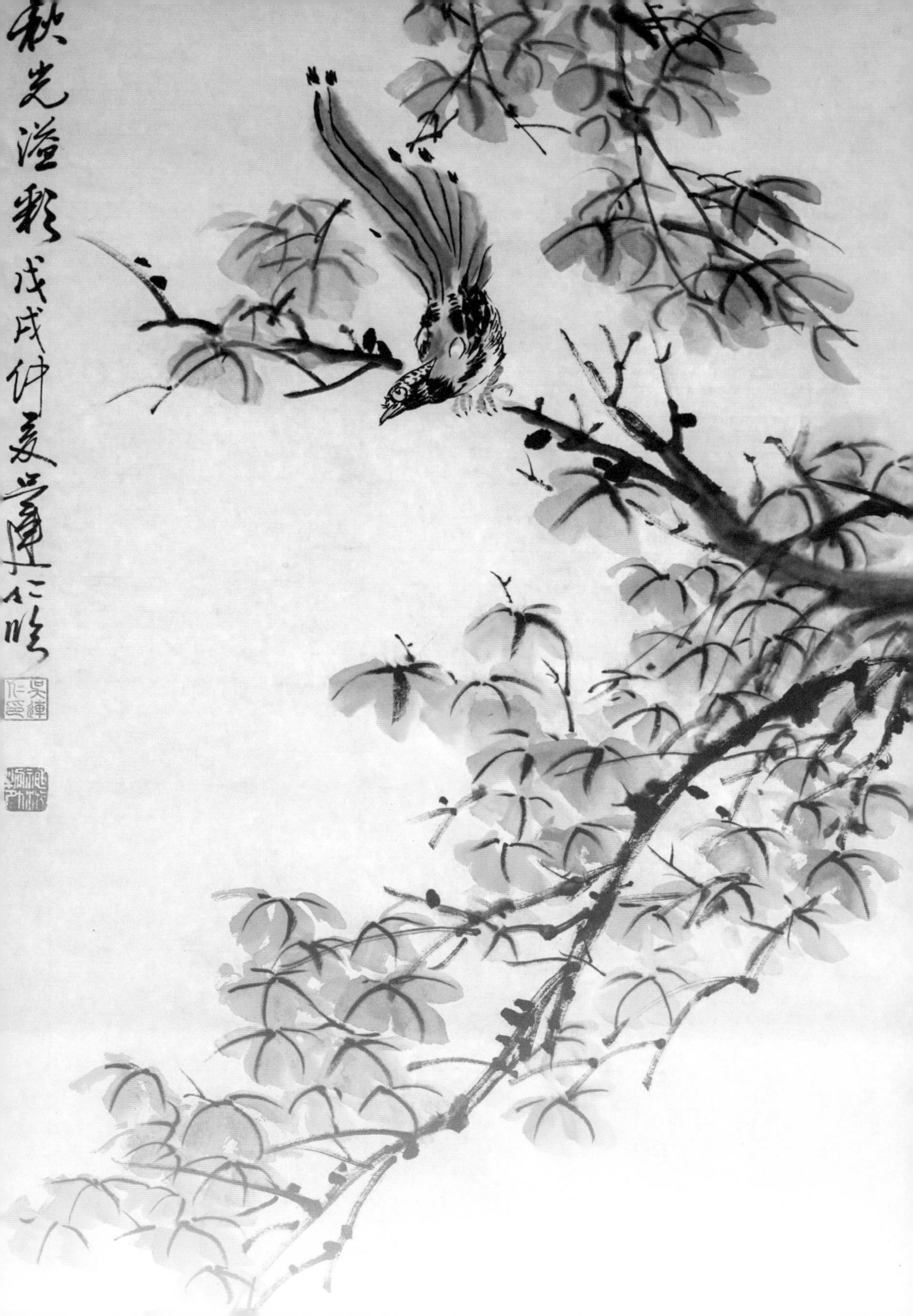
秋光溢彩
戊戌仲夏

栀子豉汤方　栀子甘草豉汤方
栀子生姜豉汤方

【方歌】

山栀香豉治何为，
烦恼难眠胸室宜，
十四枚栀四合豉，
先栀后豉法煎奇。
栀豉原方效可夸，
气羸二两炙甘加，
若加五两生姜入，
专取生姜治呕家。

【应用指征】发汗吐下后，虚烦不得眠，若剧者，必反覆颠倒，心中懊憹，栀子豉汤主之。若少气者，栀子甘草豉汤主之。若呕者，栀子生姜豉汤主之。(76)发汗，若下之，而烦热胸中窒者，栀子豉汤主之。(77)伤寒五六日，大下之后，身热不去，心中结痛者，未欲解也，栀子豉汤主之。(78)阳明病，脉浮而紧，咽燥口苦，腹满而喘，发热汗出，不恶寒反恶热，身重。若发汗则躁，心愦愦反谵语。若加温针，必怵惕，烦躁不得眠。若下之，则胃中空虚，客气动膈，心中懊憹，舌上苔者，栀子豉汤主之。(221)阳明病下之，其外有热，手足温，不结胸，心中懊憹，饥不能食，但头汗出者，栀子豉汤主之。(228)下利后更烦，按之心下濡者，为虚烦也，栀子豉汤主之。(《金匮要略·呕吐哕下利病脉证治第十七》)

【药物组成】

栀子豉汤方：栀子十四个，擘　香豉四合，绵裹

栀子甘草豉汤方：栀子十四个，擘　甘草二两，炙　香豉四合，绵裹

栀子生姜豉汤方：栀子十四个，擘　生姜五两　香豉四合，绵裹

【服用方法】

栀子豉汤方：上二味，以水四升，先煮栀子，得二升半，内豉，煮取一升半，去滓。分为二服，温进一服。得吐者，止后服。

栀子甘草豉汤方：上三味，以水四升，先煮栀子、甘草，取二升半，内豉，煮取一升半，去滓。分二服，温进一服。得吐者，止后服。

栀子生姜豉汤方：上三味，以水四升，先煮栀子、生姜，取二升半，内豉，煮取一升半，去滓。分二服，温进一服。得吐者，止后服。

栀子厚朴汤方

【方歌】

朴须四两枳四枚，
十四山栀亦妙哉，
下后心烦还腹满，
止烦泄满效兼该。

【应用指征】伤寒下后，心烦腹满，卧起不安者，栀子厚朴汤主之。(79)

【药物组成】栀子十四个，擘　厚朴四两，炙，去皮　枳实四枚，水浸，炙令黄

【服用方法】上三味，以水三升半，煮取一升半，去滓。分二服，温进一服。得吐者，止后服。

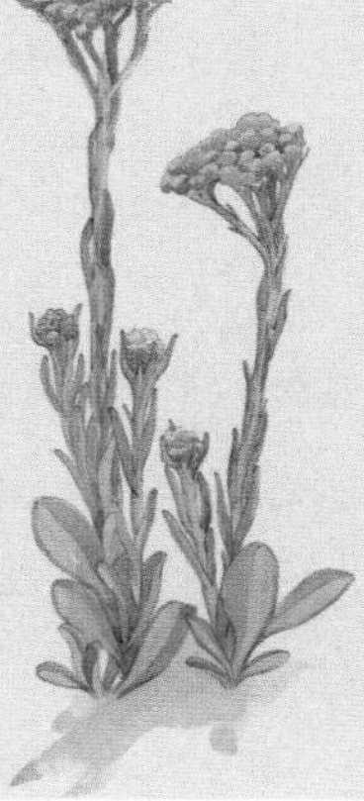

栀子干姜汤方

【方歌】

十四山栀二两姜，
以丸误下救偏方，
微烦身热君须记，
辛苦相需尽所长。

【应用指征】伤寒，医以丸药大下之，身热不去，微烦者，栀子干姜汤主之。(80)

【药物组成】栀子十四个，擘　干姜二两

【服用方法】上二味，以水三升半，煮取一升半，去滓。分二服，温进一服。得吐者，止后服。

【变证及预后】咽喉干燥者，不可发汗。(83) 淋家，不可发汗，汗出必便血。(84) 疮家，虽身疼痛，不可发汗，发汗则痓。(85) 衄家，不可发汗，汗出，必额上陷，脉急紧，直视不能眴，不得眠。(86) 亡血家，不可发汗，发汗则寒栗而振。(87) 汗家重发汗，必恍惚心乱，小便已阴疼，与禹余粮丸。病人有寒，复发汗，胃中冷，必吐蛔。(89)

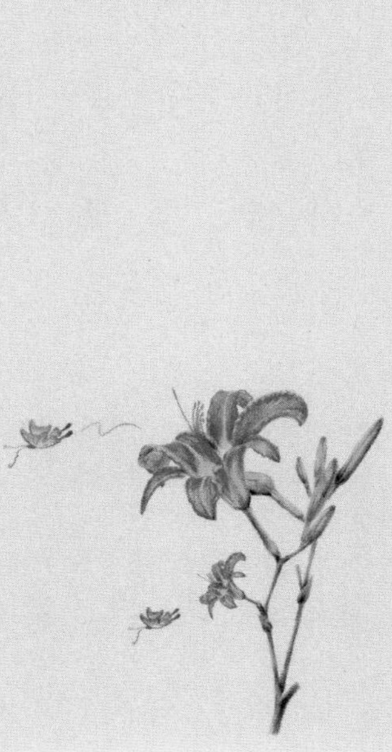

麻黄杏仁甘草石膏汤方

【方歌】

四两麻黄八两膏，
二甘五十杏同熬，
须知禁桂为阳盛，
喘汗全凭热势操。

【方歌】

仲景麻杏甘石汤，
辛凉宣肺清热良，
邪热壅肺咳喘急，
有汗无汗均可尝。

【应用指征】发汗后，不可更行桂枝汤，汗出而喘，无大热者，可与麻黄杏仁甘草石膏汤。（63）

【药物组成】麻黄四两，去节　杏仁五十个，去皮尖　甘草二两，炙　石膏半斤，碎，绵裹

【服用方法】上四味，以水七升，煮麻黄，减二升，去上沫，内诸药，煮取二升，去滓。温服一升。

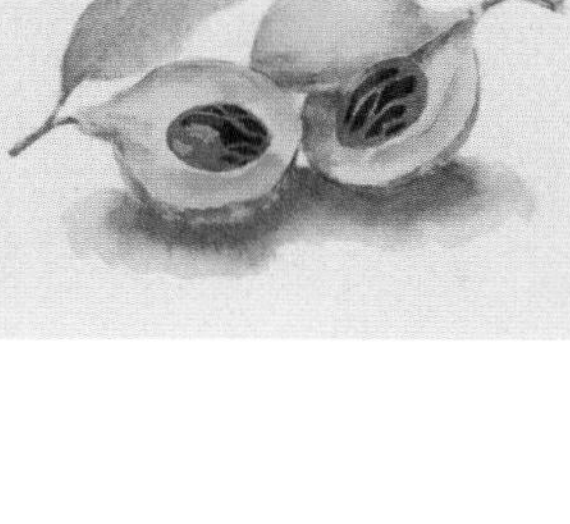

葛根黄芩黄连汤方

【方歌】

二两黄芩二两甘，
葛根八两论中谈，
喘而汗出脉兼促，
误下风邪利不堪。

【方歌】

葛根黄芩黄连汤，
甘草四般治二阳，
解表清里兼和胃，
喘汗自利保平康。

【应用指征】太阳病，桂枝证，医反下之，利遂不止，脉促者，表未解也；喘而汗出者，葛根黄芩黄连汤主之。(34)

【药物组成】葛根半斤　甘草二两，炙　黄芩三两　黄连三两

【服用方法】上四味，以水八升，先煮葛根，减二升，内诸药，煮取二升，去滓。分温再服。

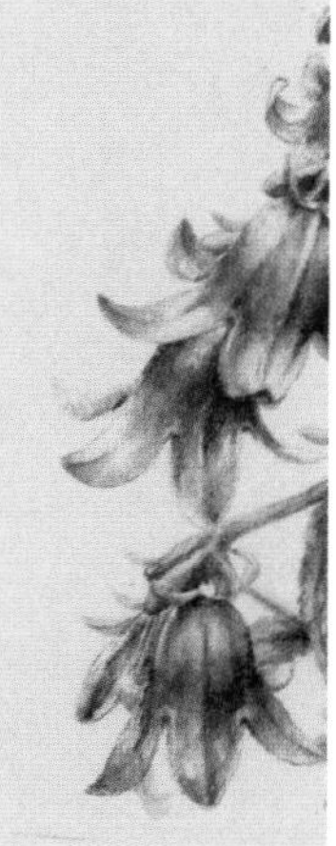

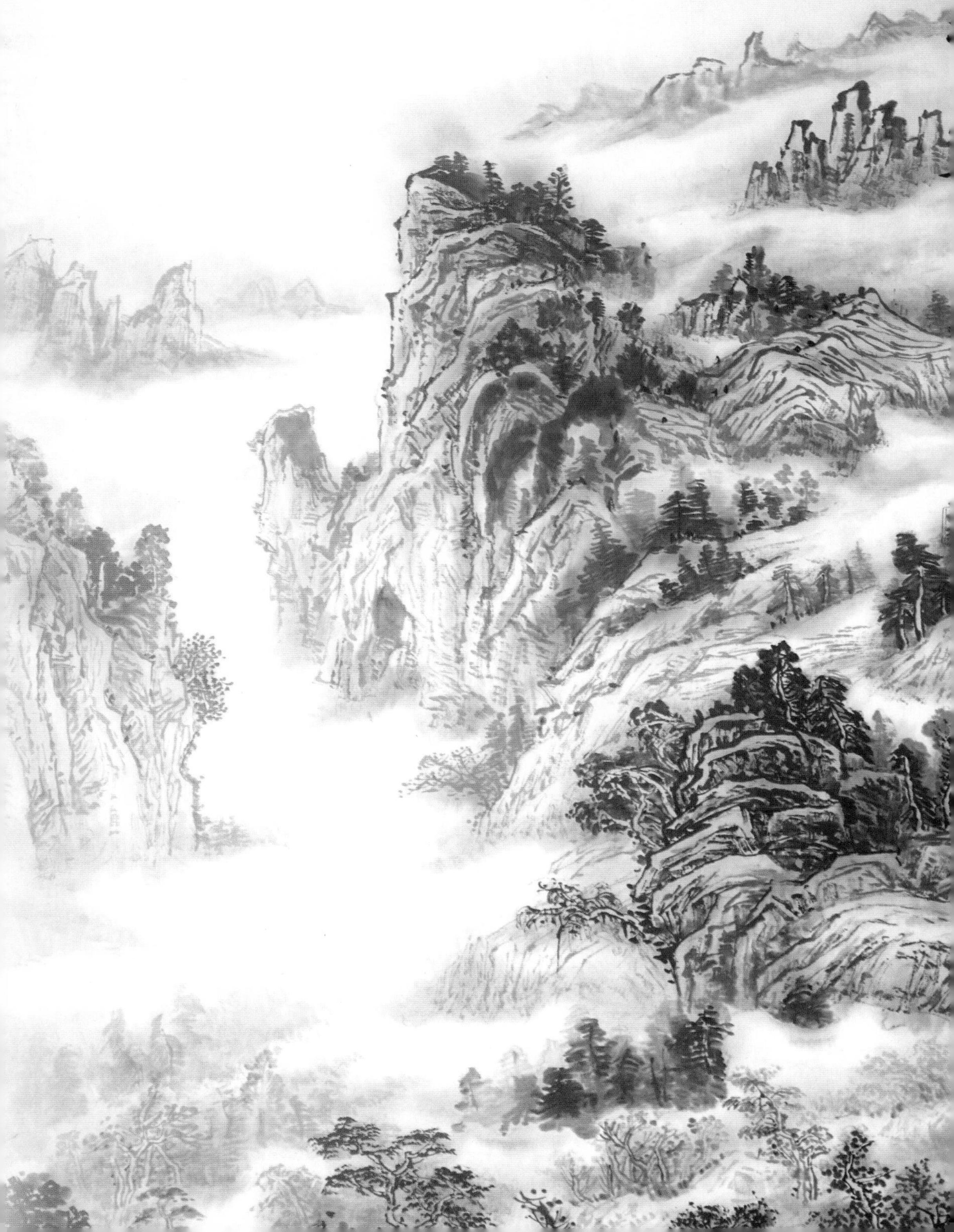

桂枝甘草汤方

【方歌】

桂枝炙草取甘温，
四桂二甘药不烦，
叉手冒心虚已极，
汗多亡液究根源。

【应用指征】发汗过多，其人叉手自冒心，心下悸，欲得按者，桂枝甘草汤主之。(64)

【药物组成】桂枝四两，去皮　甘草二两，炙

【服用方法】上二味，以水三升，煮取一升，去滓。顿服。

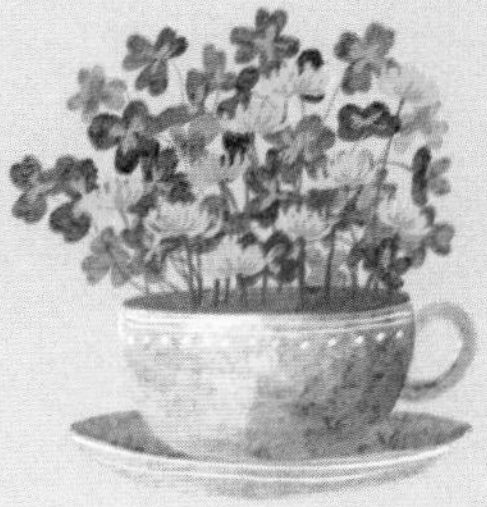

桂枝甘草龙骨牡蛎汤方

【方歌】

二甘一桂不雷同，
龙牡均行二两通，
火逆下之烦躁起，
交通上下取诸中。

【方歌】

桂甘龙骨牡蛎汤，
温补镇摄潜心阳，
心阳不足烦躁证，
服之神安躁悸康。

【应用指征】火逆，下之，因烧针烦躁者，桂枝甘草龙骨牡蛎汤主之。(118)

【药物组成】桂枝一两，去皮　甘草二两，炙　牡蛎二两，熬　龙骨二两

【服用方法】上四味，以水五升，煮取二升半，去滓。温服八合，日三服。

【变证及预后】太阳病，当恶寒发热，今自汗出，反不恶寒发热，关上脉细数者，以医吐之过也。一二日吐之者，腹中饥，口不能食，三四日吐之者，不喜糜粥，欲食冷食，朝食暮吐，以医吐之所致也，此为小逆。(120)病人脉数，数为热，当消谷引食，而反吐者，此以发汗，令阳气微，膈气虚，脉乃数也。数为客热，不能消谷，以胃中虚冷，故吐也。(122)

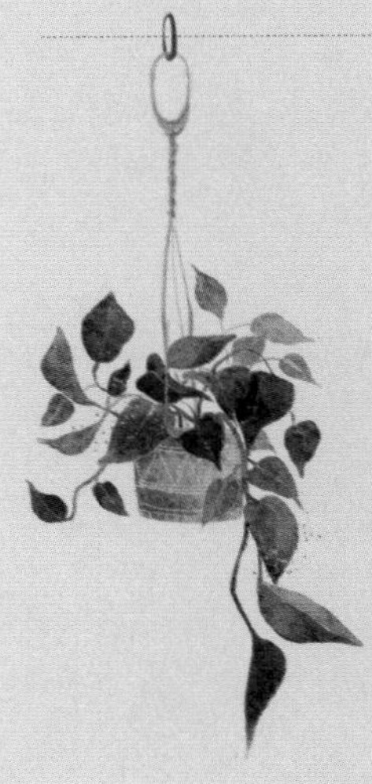

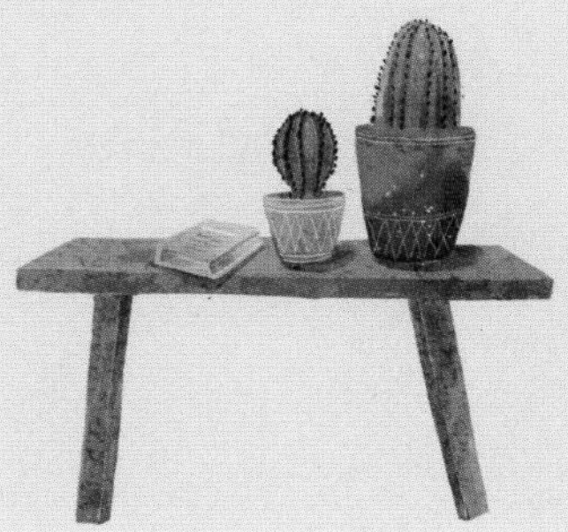

桂枝去芍药加蜀漆牡蛎龙骨救逆汤方

【方歌】

桂枝去芍已名汤，
蜀漆还加龙牡藏，
五牡四龙三两漆，
能疗火劫病惊狂。

【应用指征】伤寒脉浮，医以火迫劫之，亡阳必惊狂，卧起不安者，桂枝去芍药加蜀漆牡蛎龙骨救逆汤主之。(112)

【药物组成】桂枝三两，去皮　甘草二两，炙　生姜三两，切　大枣十二枚，擘　牡蛎五两，熬　蜀漆三两，洗去腥　龙骨四两

【服用方法】上七味，以水一斗二升，先煮蜀漆，减二升，内诸药，煮取三升，去滓。温服一升。本云桂枝汤，今去芍药，加蜀漆、牡蛎、龙骨。

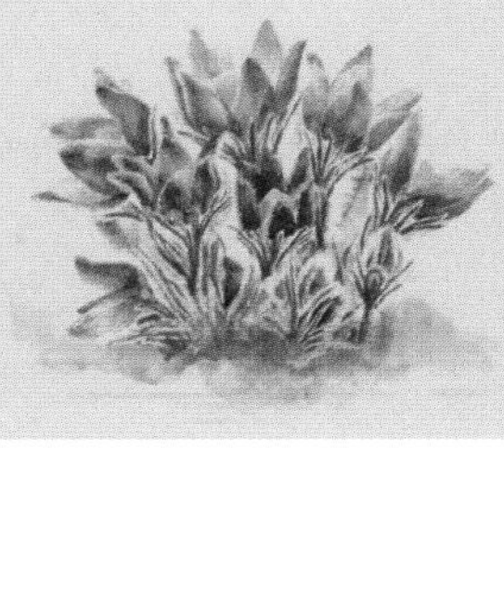

桂枝加桂汤方

【方歌】

气从脐逆号奔豚，
汗为烧针启病源，
只取桂枝汤本味，
再加二两桂枝论。

【应用指征】烧针令其汗，针处被寒，核起而赤者，必发奔豚。气从少腹上冲心者，灸其核上各一壮，与桂枝加桂汤更加桂二两也。(117)

【药物组成】桂枝五两，去皮　芍药三两　生姜三两，切　甘草二两，炙　大枣十二枚，擘

【服用方法】上五味，以水七升，煮取三升，去滓。温服一升。本云桂枝汤，今加桂满五两。所以加桂者，以能泄奔豚气也。

茯苓桂枝甘草大枣汤方

【方歌】

八两茯苓四桂枝，
炙甘二两悸堪治，
枣推十五扶中土，
煮取甘澜两度施。

【应用指征】发汗后，其人脐下悸者，欲作奔豚，茯苓桂枝甘草大枣汤主之。（65）

【药物组成】茯苓半斤　桂枝四两，去皮　甘草二两，炙　大枣十五枚，擘

【服用方法】上四味，以甘澜水一斗，先煮茯苓，减二升，内诸药，煮取三升，去滓。温服一升，日三服。

作甘澜水法：取水二斗，置大盆内，以杓扬之，水上有珠子五六千颗相逐，取用之。

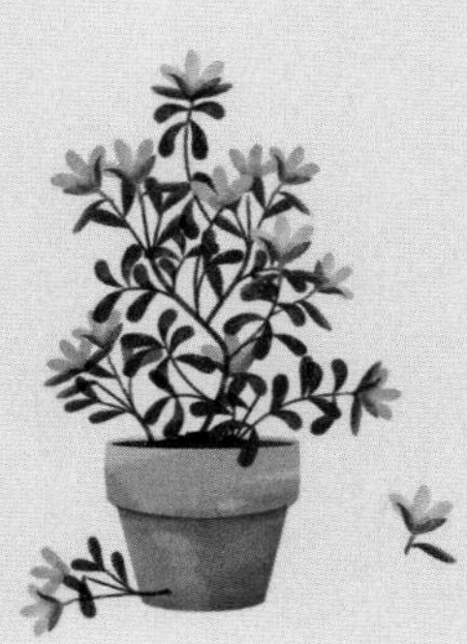

茯苓桂枝白术甘草汤方

【方歌】

病因吐下气冲胸，
起则头眩身振从，
茯四桂三术草二，
温中降逆效从容。

【方歌】

苓桂术甘化饮剂，
温阳化饮又健脾，
饮邪上逆胸胁满，
水饮下行悸眩去。

【应用指征】伤寒若吐、若下后，心下逆满，气上冲胸，起则头眩，脉沉紧，发汗则动经，身为振振摇者，茯苓桂枝白术甘草汤主之。(67)

【配伍加减】茯苓四两　桂枝三两，去皮　白术　甘草各二两，炙

【服用方法】上四味，以水六升，煮取三升，去滓。分温三服。

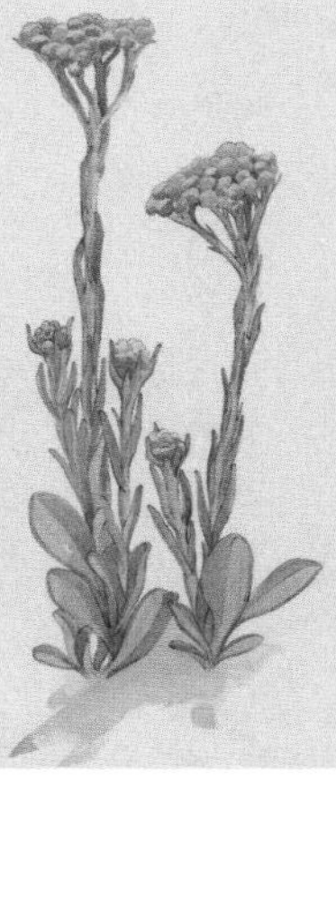

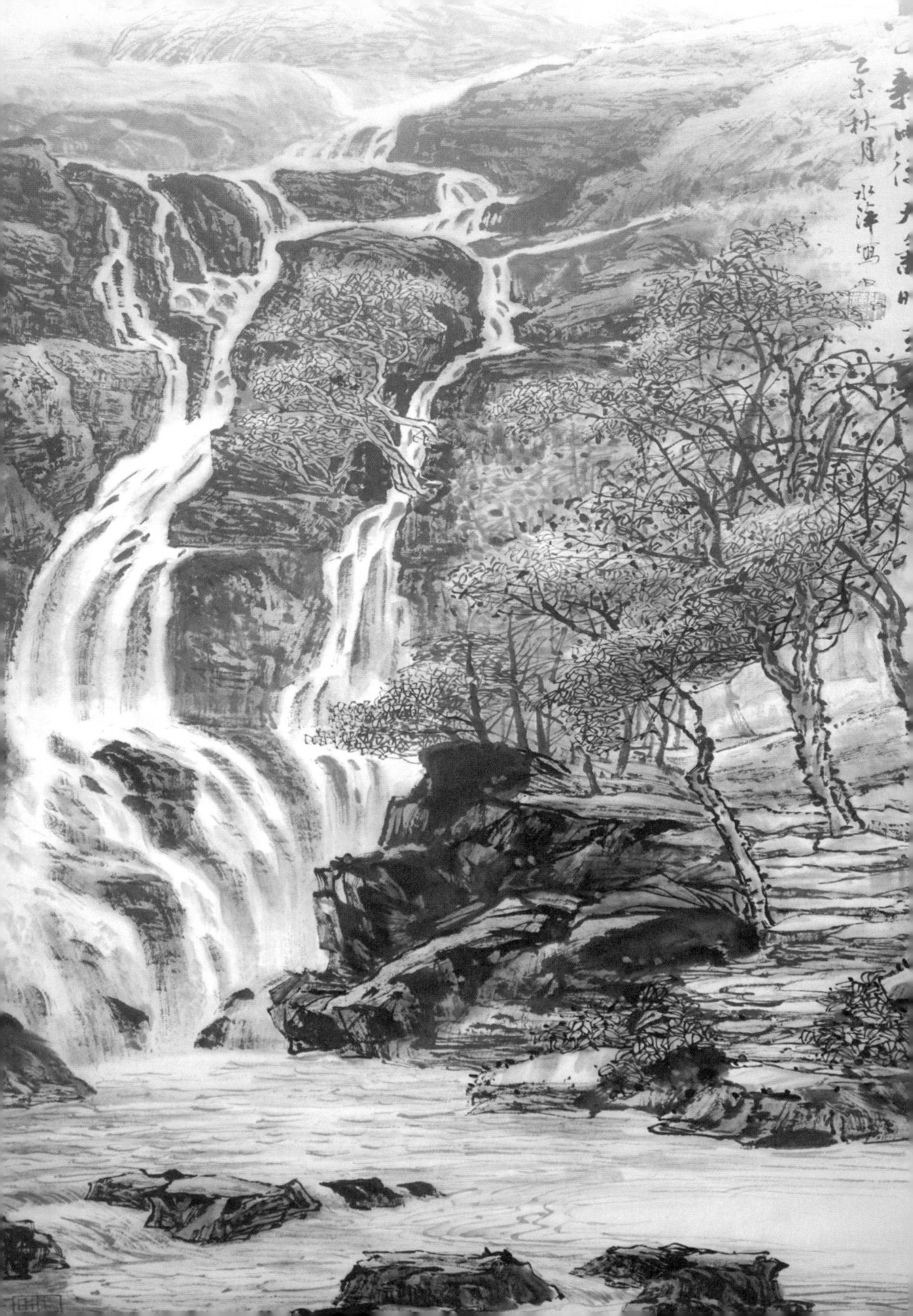
乙未秋月

桂枝去桂加茯苓白术汤方

【方歌】

术芍苓姜三两均，
枣须十二效堪珍，
炙甘二两中输化，
水利邪除立法新。

【应用指征】服桂枝汤，或下之，仍头项强痛，翕翕发热，无汗，心下满微痛，小便不利者，桂枝去桂加茯苓白术汤主之。（28）

【药物组成】芍药三两　甘草二两，炙　生姜切　白术　茯苓各三两　大枣十二枚，擘

【服用方法】上六味，以水八升，煮取三升，去滓。温服一升。小便利则愈。本云桂枝汤，今去桂枝，加茯苓、白术。

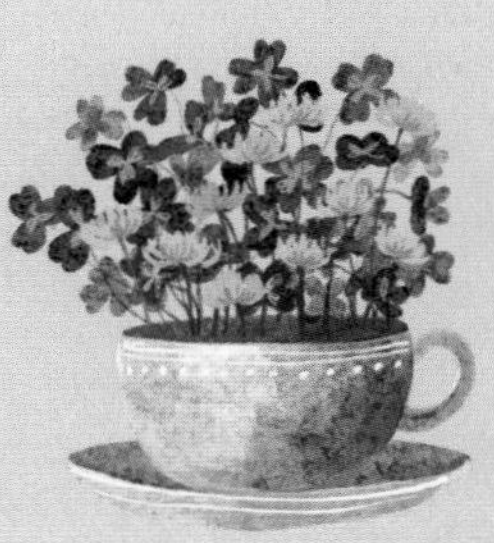

厚朴生姜半夏甘草人参汤方

【方歌】

厚朴半斤姜半斤，
一参二草亦须分，
半升夏最除虚满，
汗后调和法出群。

【应用指征】发汗后，腹胀满者，厚朴生姜半夏甘草人参汤主之。(60)

【药物组成】厚朴半斤，炙，去皮　生姜半斤，切　半夏半升，洗　甘草二两　人参一两

【服用方法】上五味，以水一斗，煮取三升，去滓。温服一升，日三服。

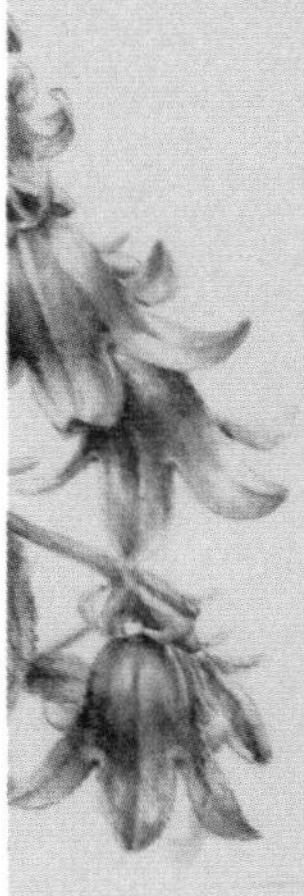

小建中汤方

【方歌】

建中即是桂枝汤，
倍芍加饴绝妙方，
饴取一升六两芍，
悸烦腹痛有奇长。

【方歌】

小建中汤芍药多，
桂姜甘草大枣和，
更加饴糖补中藏，
虚劳腹痛服之瘥。

【应用指征】伤寒，阳脉涩，阴脉弦，法当腹中急痛，先与小建中汤，不差者，小柴胡汤主之。(100) 伤寒二三日，心中悸而烦者，小建中汤主之。(102) 虚劳里急，悸，衄，腹中痛，梦失精，四肢痠疼，手足烦热，咽干口燥，小建中汤主之。(《金匮要略·血痹虚劳病脉证并治第六》) 妇人腹中痛，小建中汤主之。(《金匮要略·妇人杂病脉证并治第二十二》)

【药物组成】桂枝三两，去皮 甘草二两，炙 大枣十二枚，擘 芍药六两 生姜三两，切 胶饴一升

【服用方法】上六味，以水七升，煮取三升，去滓，内饴，更上微火消解。温服一升，日三服。呕家不可用建中汤，以甜故也。

【注意事项】伤寒中风，有柴胡证，但见一证便是，不必悉具。(101)

【变证及预后】凡柴胡汤病证而下之，若柴胡证不罢者，复与柴胡汤，必蒸蒸而振，却复发热汗出而解。(101)

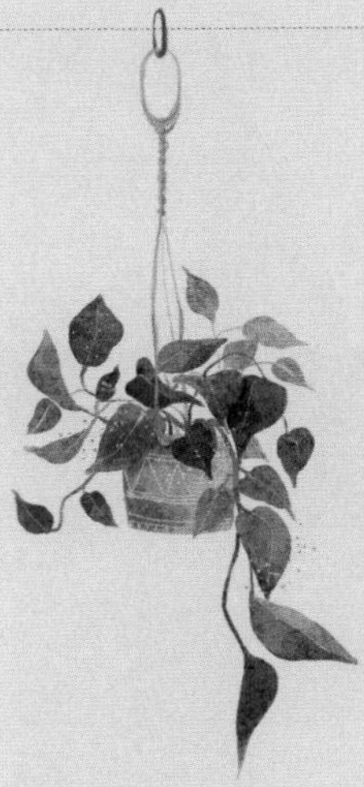

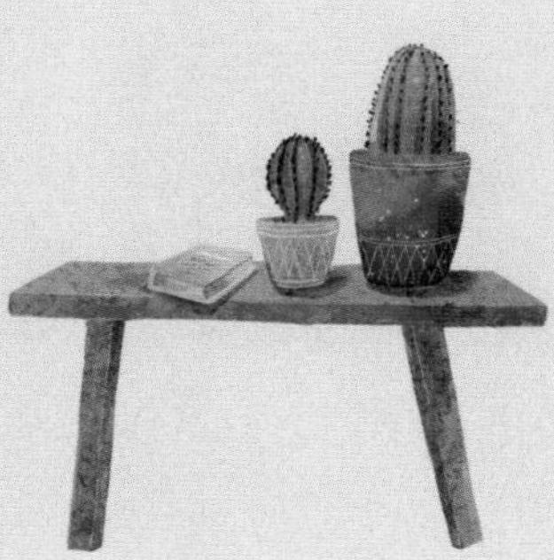

桂枝人参汤方

【方歌】

人参汤即理中汤，
加桂后煎痞利尝，
桂草方中皆四两，
同行三两术参姜。

【应用指征】太阳病，外证未除，而数下之，遂协热而利，利下不止，心下痞硬，表里不解者，桂枝人参汤主之。(163)

【药物组成】桂枝四两，别切　甘草四两，炙　白术三两　人参三两　干姜三两

【服用方法】上五味，以水九升，先煮四味，取五升，内桂，更煮取三升，去滓。温服一升，日再夜一服。

【变证及预后】伤寒大下后，复发汗，心下痞，恶寒者，表未解也。不可攻痞，当先解表，表解乃可攻痞。解表，宜桂枝汤，攻痞，宜大黄黄连泻心汤。(164)

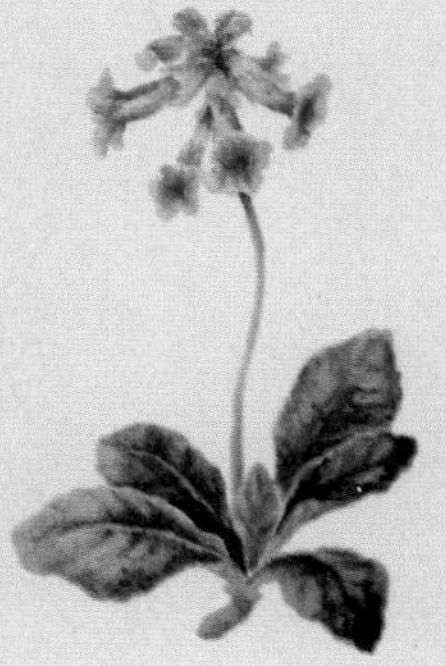

干姜附子汤方

【方歌】

生附一枚一两姜，

昼间烦躁夜安常，

脉微无表身无热，

幸借残阳未尽亡。

【应用指征】下之后，复发汗，昼日烦躁不得眠，夜而安静，不呕，不渴，无表证，脉沉微，身无大热者，干姜附子汤主之。(61)

【药物组成】干姜一两　附子一枚，生用，去皮，切八片

【服用方法】上二味，以水三升，煮取一升，去滓。顿服。

茯苓四逆汤方

【方歌】

生附一枚两半姜，
二甘六茯一参尝，
汗伤心液下伤肾，
肾躁心烦得媾昌。

【应用指征】发汗，若下之，病仍不解，烦躁者，茯苓四逆汤主之。(69)

【药物组成】茯苓四两　人参一两　附子一枚，生用，去皮，破八片　甘草二两，炙　干姜一两半

【服用方法】上五味，以水五升，煮取三升，去滓。温服七合，日二服。

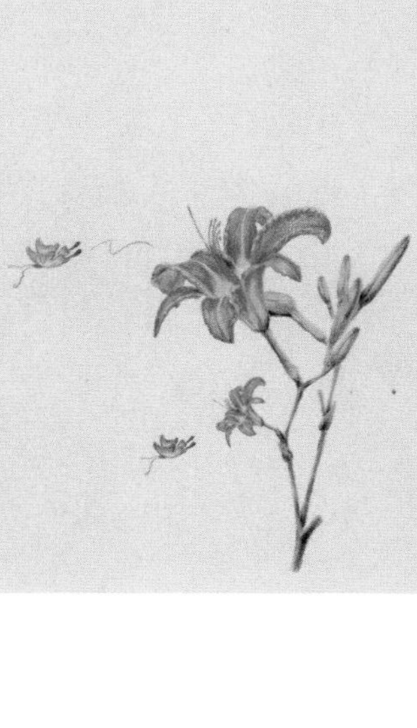

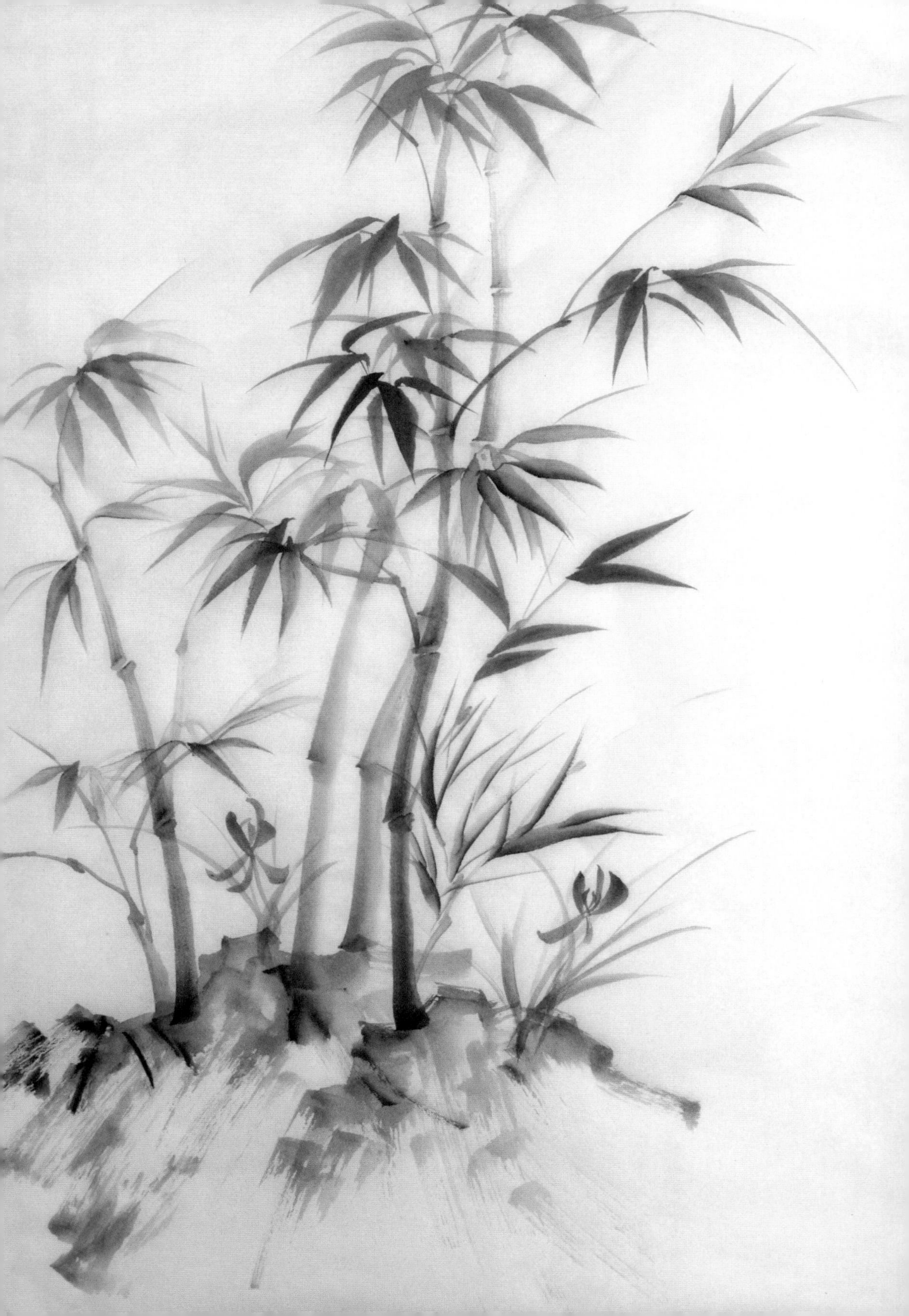

真武汤方

【方歌】

生姜芍茯数皆三，
二两白术一附探，
便短咳频兼腹痛，
驱寒镇水与君谈。
咳加五味要半升，
干姜细辛一两具，
小便若利恐耗津，
须去茯苓肾始固。
下利去芍加干姜，
二两温中能守住，
若呕去附加生姜，
足前须到半斤数。

【方歌】

真武汤壮肾中阳，
茯苓术芍附生姜，
少阴腹痛有水气，
悸眩瞤惕保安康。

【应用指征】太阳病发汗，汗出不解，其人仍发热，心下悸，头眩，身瞤动，振振欲擗地者，真武汤主之。(82) 少阴病，二三日不已，至四五日，腹痛，小便不利，四肢沉重疼痛，自下利者，此为有水气。其人或咳，或小便利，或下利，或呕者，真武汤主之。(316)

【药物组成】茯苓三两　芍药三两　白术二两　生姜三两，切　附子一枚，炮，去皮，破八片

【服用方法】上五味，以水八升，煮取三升，去滓。温服七合，日三服。

【配伍加减】若咳者，加五味子半升，细辛一两，干姜一两；若小便利者，去茯苓；若下利者，去芍药，加干姜二两；若呕者，去附子，加生姜，足前为半斤。

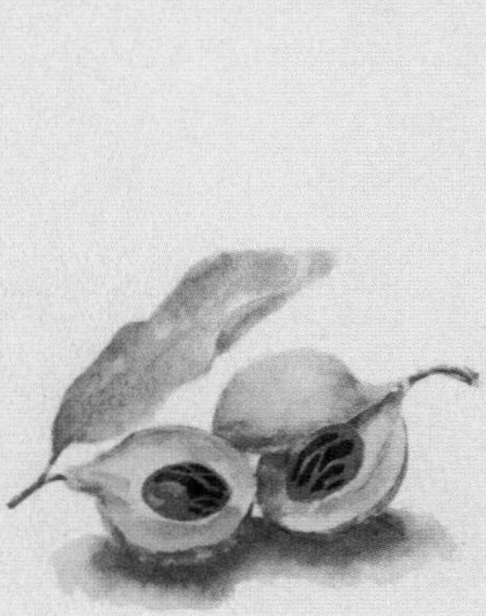

甘草干姜汤方　芍药甘草汤方

【方歌】

心烦脚急理须明，
攻表误行厥便成，
二两炮姜甘草四，
热因寒用奏功宏。
芍甘四两各相均，
两脚拘挛病在筋，
阳旦误投热气烁，
苦甘相济即时伸。

【应用指征】伤寒脉浮，自汗出，小便数，心烦，微恶寒，脚挛急，反与桂枝欲攻其表，此误也。得之便厥，咽中干，烦躁，吐逆者，作甘草干姜汤与之，以复其阳。若厥愈足温者，更作芍药甘草汤与之，其脚即伸。若胃气不和，谵语者，少与调胃承气汤。若重发汗，复加烧针者，四逆汤主之。

（29）肺痿吐涎沫而不咳者，其人不渴，必遗尿，小便数，所以然者，以上虚不能制下故也。此为肺中冷，必眩，多涎唾，甘草干姜汤以温之。若服汤已渴者，属消渴。（《金匮要略·肺痿肺痈咳嗽上气病脉证并治第七》）

【药物组成】

甘草干姜汤：甘草四两，炙　干姜二两

芍药甘草汤：白芍药　甘草各四两，炙

【服用方法】上二味，以水三升，煮取一升五合，去滓。分温再服。

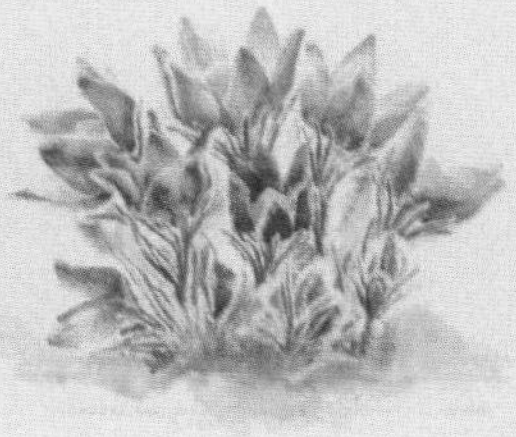

芍药甘草附子汤方

【方歌】

一枚附子胜灵丹，
甘芍平行三两看，
汗后恶寒虚故也，
经方秘旨孰能攒。

【应用指征】发汗，病不解，反恶寒者，虚故也，芍药甘草附子汤主之。(68)

【药物组成】芍药　甘草各三两，炙　附子一枚，炮，去皮，破八片

【服用方法】上三味，以水五升，煮取一升五合，去滓。分温三服。

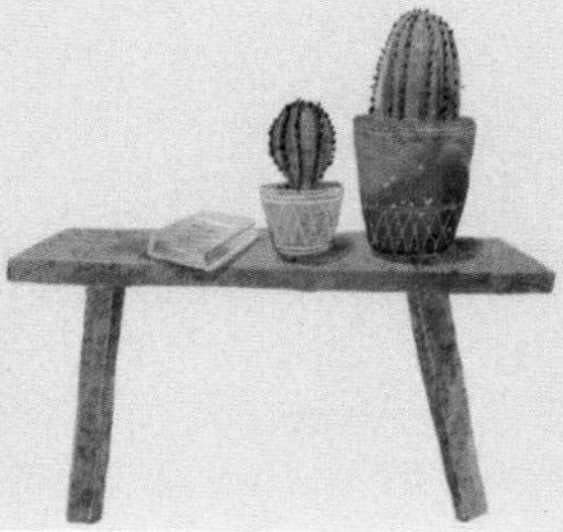

炙甘草汤方

【方歌】

结代脉须四两甘，
枣枚三十桂姜三，
半升麻麦一斤地，
二两参胶酒水涵。

【方歌】

炙甘草汤参姜桂，
麦冬生地火麻仁，
大枣阿胶加酒服，
虚劳肺痿效如神。

【应用指征】伤寒，脉结代，心动悸，炙甘草汤主之。(177)

【药物组成】甘草四两，炙　生姜三两，切　人参二两　生地黄一斤　桂枝三两，去皮　阿胶二两　麦门冬半升，去心　麻仁半升　大枣三十枚，擘

【服用方法】上九味，以清酒七升，水八升，先煮八味，取三升，去滓，内胶烊消尽。温服一升，日三服。一名复脉汤。

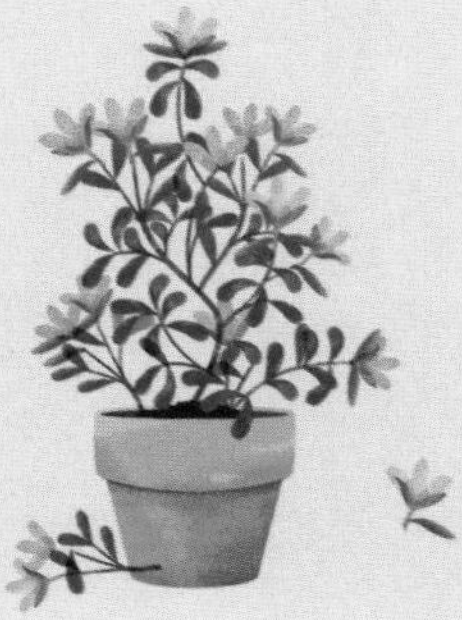

大陷胸汤方

【方歌】

一钱甘遂一升硝，
六两大黄力颇饶，
日晡热潮腹痛满，
胸前结聚此方消。

【方歌】

大陷胸汤用硝黄，
甘遂一克效力强，
擅疗热实结胸证，
泻热逐水效专长。

【应用指征】太阳病，脉浮而动数，浮则为风，数则为热，动则为痛，数则为虚，头痛发热，微盗汗出，而反恶寒者，表未解也。医反下之，动数变迟，膈内拒痛，胃中空虚，客气动膈，短气躁烦，心中懊侬，阳气内陷，心下因硬，则为结胸，大陷胸汤主之。若不结胸，但头汗出，余处无汗，剂颈而还，小便不利，身必发黄。（134）伤寒六七日，结胸热实，脉沉而紧，心下痛，按之石硬者，大陷胸汤主之。（135）伤寒十余日，热结在里，复往来寒热者，与大柴胡汤；但结胸，无大热者，此为水结在胸胁也，但头微汗出者，大陷胸汤主之。（136）太阳病，重发汗而复下之，不大便五六日，舌上燥而渴，日晡所小有潮热，从心下至少腹硬满而痛，不可近者，大陷胸汤主之。（137）

【药物组成】大黄六两，去皮　芒硝一升　甘遂一钱匕

【服用方法】上三味，以水六升，先煮大黄取二升，去滓，内芒硝，煮一两沸，内甘遂末。温服一升。得快利，止后服。

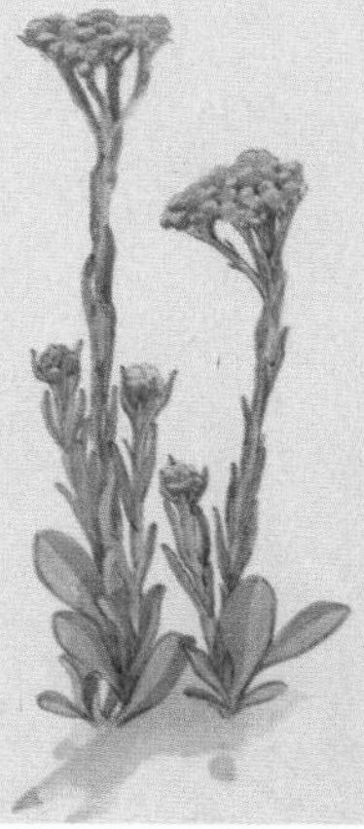

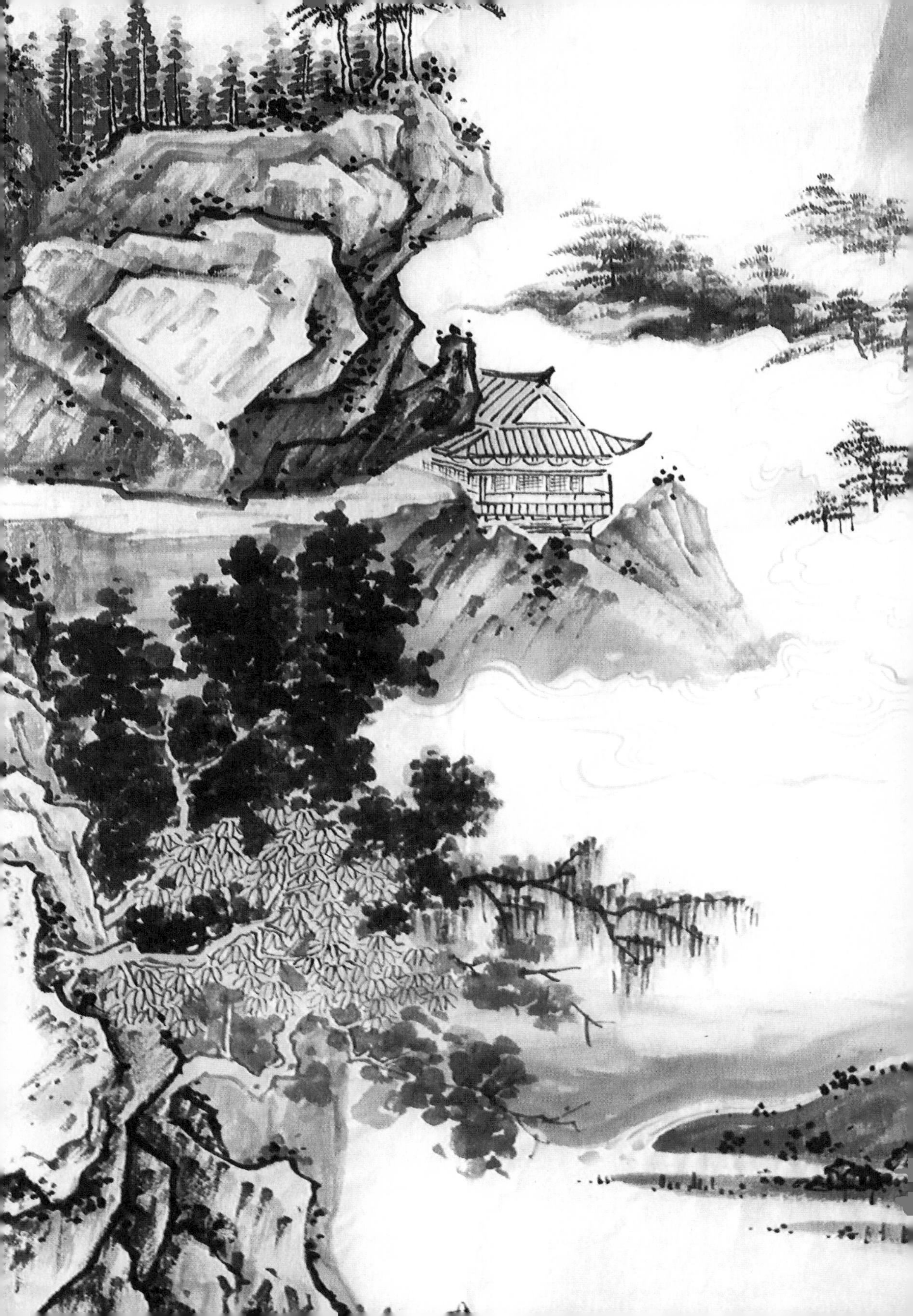

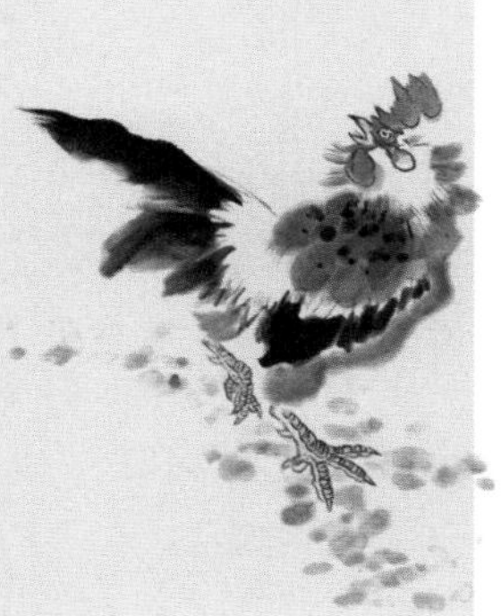

大陷胸丸方

【方歌】

大陷胸丸法最超，

半升葶苈杏硝调，

项强如痉君须记，

八两大黄取急消。

【应用指征】病发于阳，而反下之，热入因作结胸；病发于阴，而反下之，因作痞也。所以成结胸者，以下之太早故也。结胸者，项亦强，如柔痉状，下之则和，宜大陷胸丸。(131)

【药物组成】大黄半斤　葶苈子半升，熬　芒硝半升　杏仁半升，去皮尖，熬黑

【服用方法】上四味，捣筛二味，内杏仁、芒硝，合研如脂，和散，取如弹丸一枚，别捣甘遂末一钱匕，白蜜二合，水二升，煮取一升。温顿服之，一宿乃下。

【注意事项】如不下，更服，取下为效。禁如药法。

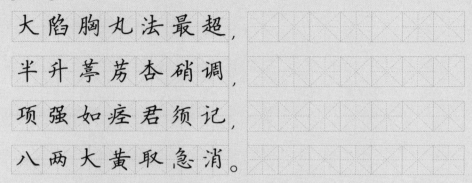

小陷胸汤方

【方歌】

按而始痛病犹轻，
脉络凝邪心下成，
夏取半升连一两，
栝楼整个要先烹。

【方歌】

小陷胸汤连夏蒌，
宽胸开结涤痰周，
邪热大陷胸汤治，
甘遂硝黄一泻柔。

【应用指征】小结胸病，正在心下，按之则痛，脉浮滑者，小陷胸汤主之。(138)

【药物组成】黄连一两　半夏半升，洗　栝楼实大者一枚

【服用方法】上三味，以水六升，先煮栝楼，取三升，去滓，内诸药，煮取二升，去滓。分温三服。

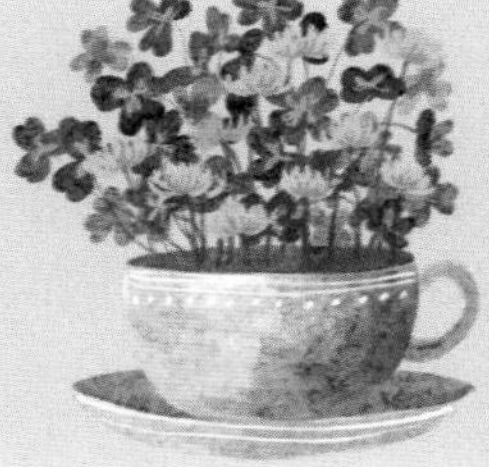

白散方

【方歌】

巴豆熬来研似脂，
只须一分守成规，
更加桔贝均三分，
寒实结胸细辨医。

【应用指征】寒实结胸，无热证者，与三物小陷胸汤，白散亦可服。（141）

【药物组成】桔梗三分　巴豆一分，去皮心，熬黑，研如脂　贝母三分

【服用方法】上三味为散，内巴豆，更于臼中杵之，以白饮和服，强人半钱匕，羸者减之。

【注意事项】病在膈上必吐，在膈下必利。不利，进热粥一杯；利过不止，进冷粥一杯。身热皮粟不解，欲引衣自覆，若以水潠之，洗之，益令热却不得出，当汗而不汗则烦，假令汗出已，腹中痛，与芍药三两如上法。

【变证及预后】妇人伤寒，发热，经水适来，昼日明了，暮则谵语如见鬼状者，此为热入血室，无犯胃气及上二焦，必自愈。（145）

大黄黄连泻心汤方

【方歌】

痞证分歧辨向趋，
关浮心痞按之濡，
大黄二两黄连一，
麻沸汤调病缓驱。

【应用指征】心下痞，按之濡，其脉关上浮者，大黄黄连泻心汤主之。(154)

【药物组成】大黄二两　黄连一两

【服用方法】上二味，以麻沸汤二升渍之，须臾绞去滓。分温再服。

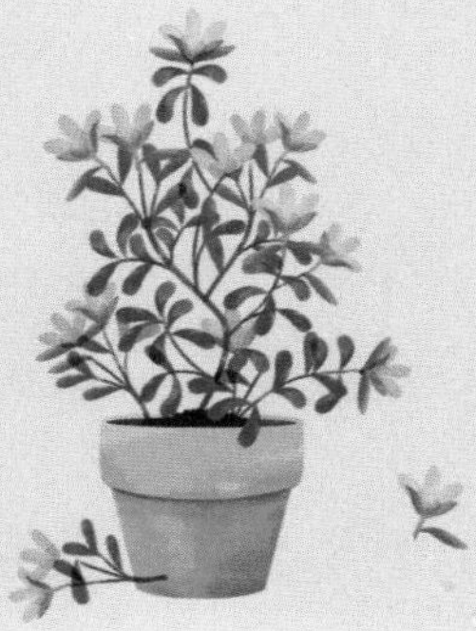

附子泻心汤方

【方歌】

一枚附子泻心汤，
一两连芩二大黄，
汗出恶寒心下痞，
专煎轻渍要参详。

【应用指征】心下痞，而复恶寒汗出者，附子泻心汤主之。(155)

【药物组成】大黄二两　黄连一两　黄芩一两　附子一枚，炮，去皮，破，别煮取汁

【服用方法】上四味，切三味，以麻沸汤二升渍之，须臾绞去滓，内附子汁。分温再服。

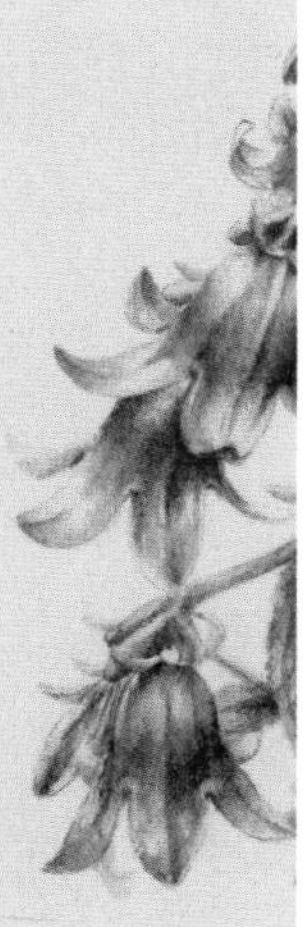

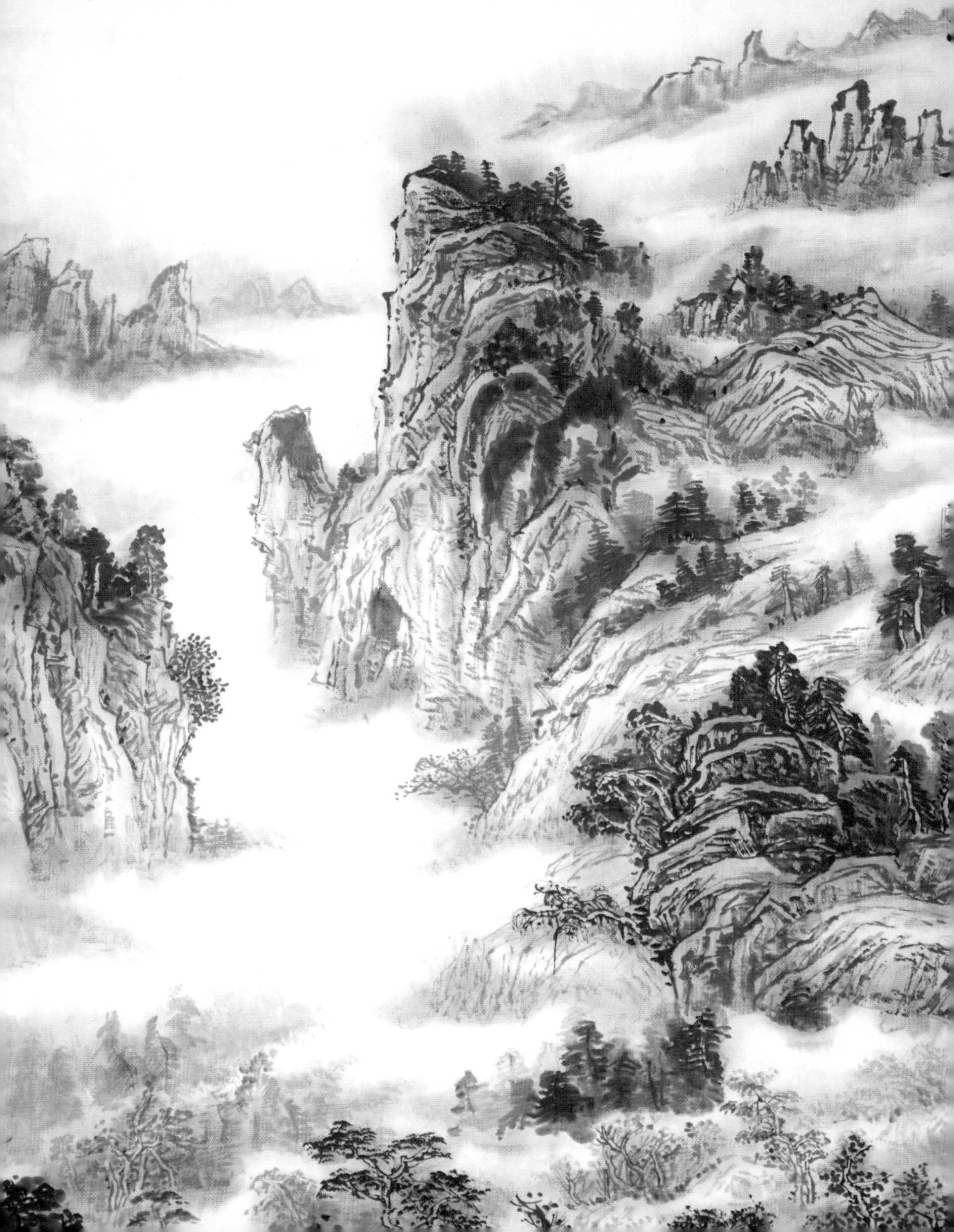

半夏泻心汤方

【方歌】

三两姜参炙草芩，
一连痞证呕多寻，
半升半夏枣十二，
去滓重煎守古箴。

【方歌】

半夏泻心黄连芩，
干姜甘草与人参，
大枣和之治虚痞，
法在降阳而和阴。

【应用指征】伤寒五六日，呕而发热者，柴胡汤证具，而以他药下之，柴胡证仍在者，复与柴胡汤。此虽已下之，不为逆，必蒸蒸而振，却发热汗出而解。若心下满而硬痛者，此为结胸也，大陷胸汤主之。但满而不痛者，此为痞，柴胡不中与之，宜半夏泻心汤。(149) 呕而肠鸣，心下痞者，半夏泻心汤主之。(《金匮要略·呕吐哕下利病脉证治第十七》)

【药物组成】半夏半升，洗　黄芩　干姜　人参　甘草炙，各三两　黄连一两　大枣十二枚，擘

【服用方法】上七味，以水一斗，煮取六升，去滓再煎，取三升。温服一升，日三服。

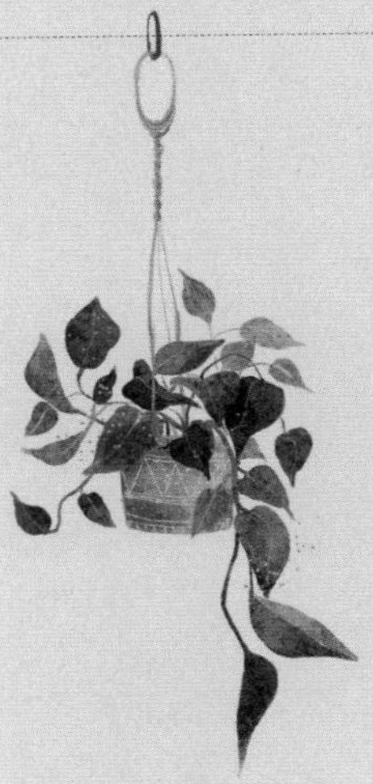

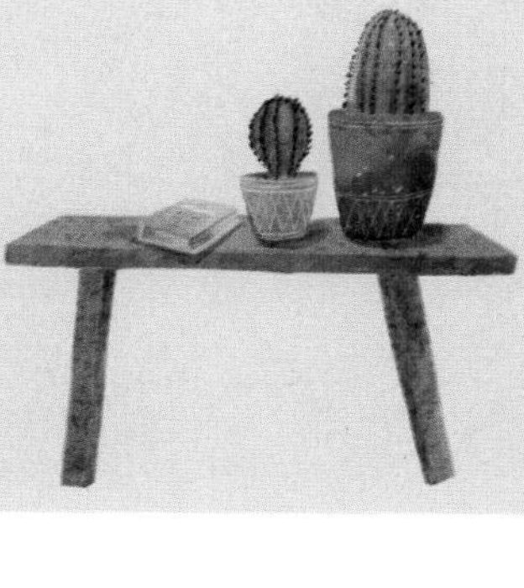

生姜泻心汤方

【方歌】

汗余痞证四生姜，
苓草人参三两行，
一两干姜枣十二，
一连半夏半升量。

【应用指征】伤寒汗出解之后，胃中不和，心下痞硬，干噫食臭，胁下有水气，腹中雷鸣，下利者，生姜泻心汤主之。（157）

【药物组成】生姜四两，切　甘草三两，炙　人参三两　干姜一两　黄芩三两　半夏半升，洗　黄连一两　大枣十二枚，擘

【服用方法】上八味，以水一斗，煮取六升，去滓，再煎取三升。温服一升，日三服。

【配伍加减】附子泻心汤，本云加附子。半夏泻心汤、甘草泻心汤，同体别名耳。生姜泻心汤，本云理中人参黄芩汤，去桂枝、术，加黄连，并泻肝法。

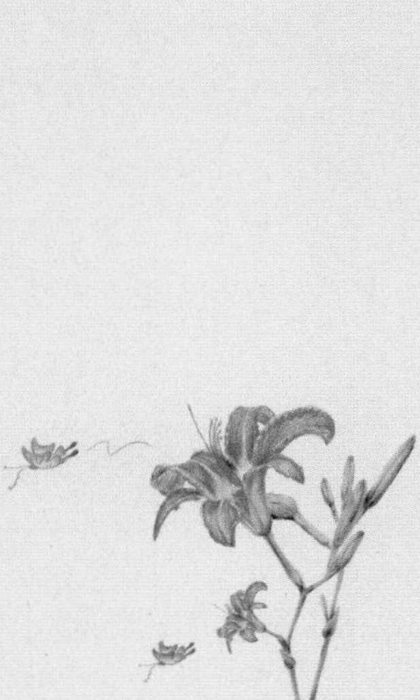

甘草泻心汤方

【方歌】

下余痞作腹雷鸣，
甘四姜芩三两平，
一两黄连半升夏，
枣枚十二擘同烹。

【应用指征】伤寒中风，医反下之，其人下利日数十行，谷不化，腹中雷鸣，心下痞硬而满，干呕心烦不得安，医见心下痞，谓病不尽，复下之，其痞益甚，此非结热，但以胃中虚，客气上逆，故使硬也，甘草泻心汤主之。(158) 狐惑之为病，状如伤寒，默默欲眠，目不得闭，卧起不安。蚀于喉为惑，蚀于阴为狐。不欲饮食，恶闻食臭，其面目乍赤、乍黑、乍白。蚀于上部则声喝，甘草泻心汤主之。(《金匮要略·百合狐惑阴阳毒病脉证治第三》)

【药物组成】甘草四两，炙　黄芩三两　干姜三两　半夏半升，洗　大枣十二枚，擘　黄连一两

【服用方法】上六味，以水一斗，煮取六升，去滓，再煎取三升。温服一升，日三服。

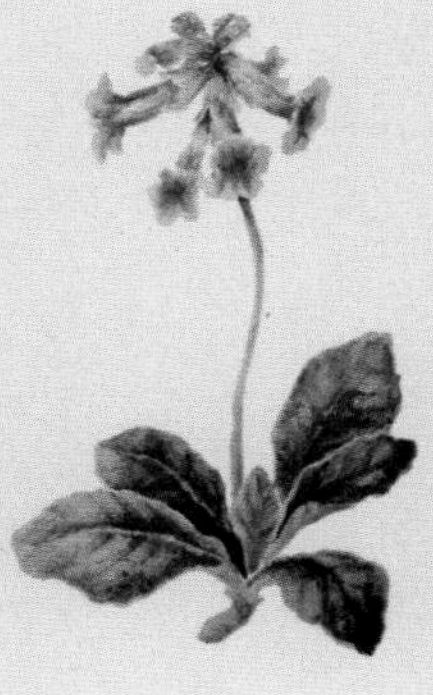

旋覆代赭汤方

【方歌】

五两生姜夏半升，
草旋三两噫堪凭，
人参二两赭石一，
枣十二枚力始胜。

【方歌】

旋覆代赭用人参，
半夏甘姜大枣临，
重以镇逆咸软痞，
痞硬噫气力能禁。

【应用指征】伤寒发汗，若吐若下，解后，心下痞硬，噫气不除者，旋覆代赭汤主之。（161）

【药物组成】旋覆花三两　人参二两　生姜五两　代赭石一两　甘草三两，炙　半夏半升，洗　大枣十二枚，擘

【服用方法】上七味，以水一斗，煮取六升，去滓，再煎取三升。温服一升，日三服。

【变证及预后】下后，不可更行桂枝汤，若汗出而喘，无大热者，可与麻黄杏子甘草石膏汤。(162)

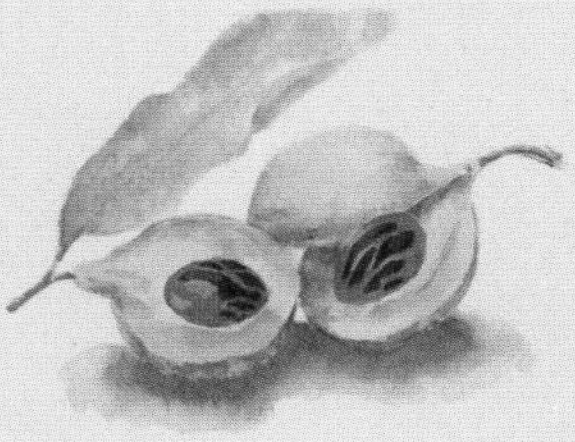

赤石脂禹余粮汤方

【方歌】

赤石余粮各一斤，
下焦下利此汤欣，
理中不应宜斯法，
炉底填来得所闻。

【应用指征】伤寒服汤药，下利不止，心下痞硬。服泻心汤已，复以他药下之，利不止，医以理中与之，利益甚。理中者，理中焦，此利在下焦，赤石脂禹余粮汤主之。复不止者，当利其小便。(159)

【药物组成】赤石脂一斤，碎　太一禹余粮一斤，碎

【服用方法】上二味，以水六升，煮取二升，去滓。分温三服。

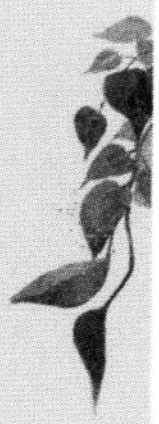

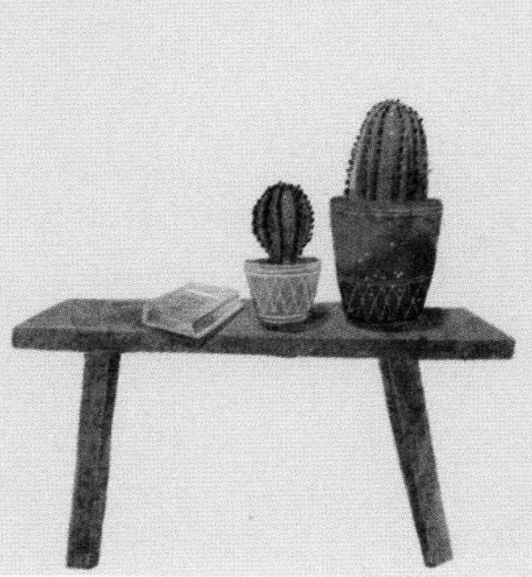

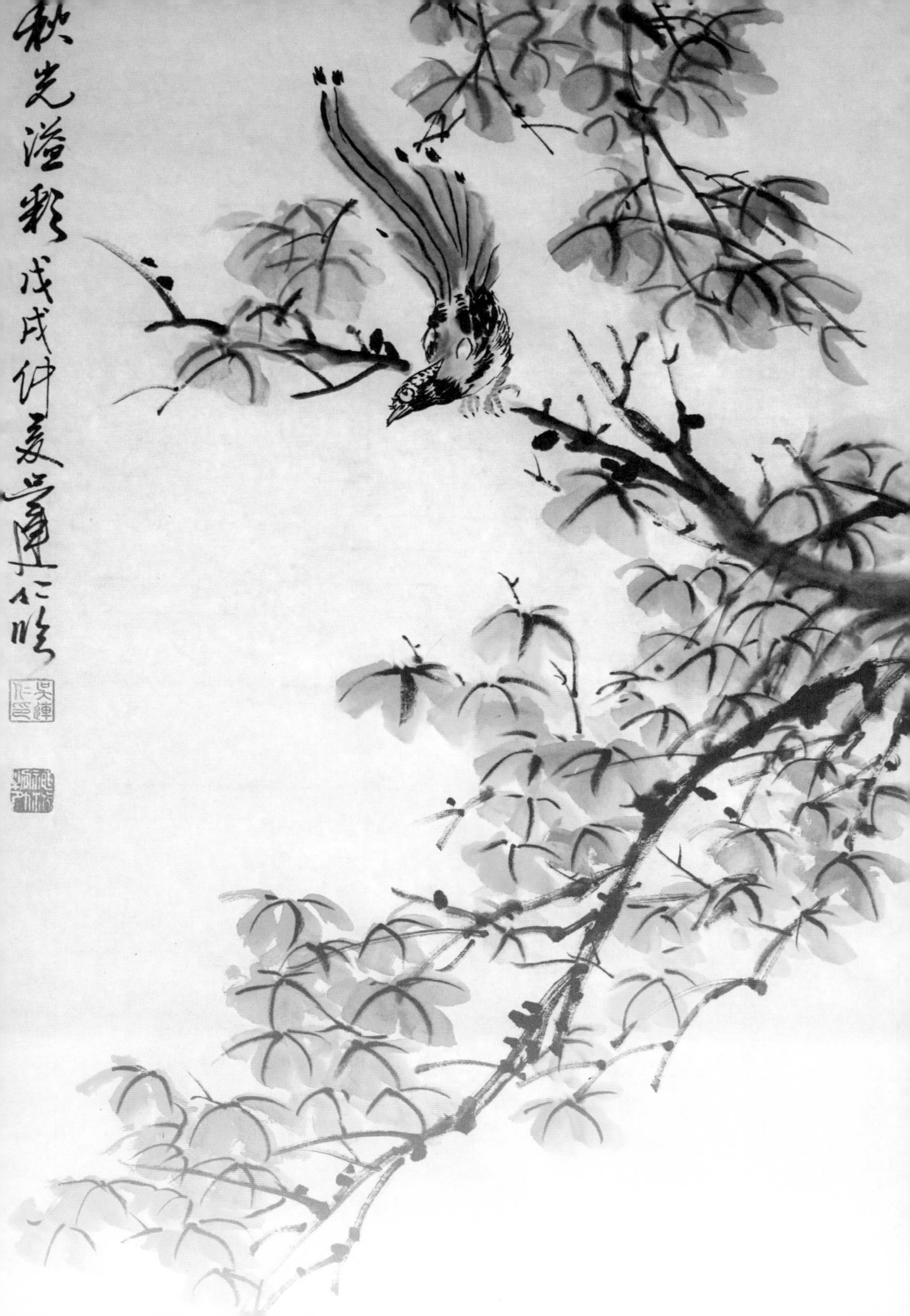
秋光澄彩
戊戌仲夏吴建仁

黄连汤方

【方歌】

腹疼呕吐藉枢能，
二两参甘夏半升，
连桂干姜各三两，
枣枚十二妙层层。

【应用指征】伤寒，胸中有热，胃中有邪气，腹中痛，欲呕吐者，黄连汤主之。（173）

【药物组成】黄连三两　甘草三两，炙　干姜三两　桂枝三两，去皮　人参二两　半夏半升，洗　大枣十二枚，擘

【服用方法】上七味，以水一斗，煮取六升，去滓。温服，昼三夜二。

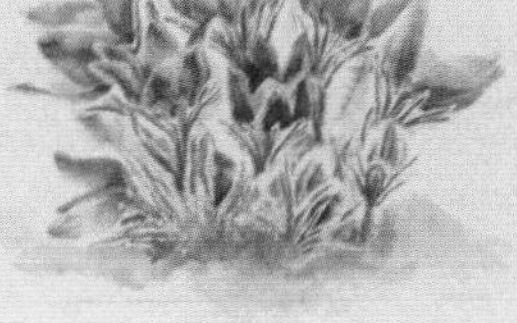

十枣汤方

【方歌】

大戟芫花甘遂平，
妙将十枣煮汤行，
中风表证全除尽，
里气未和此法程。

【方歌】

十枣逐水效堪夸，
大戟甘遂与芫花，
悬饮内停胸胁痛，
大腹肿满用无差。

【应用指征】太阳中风，下利呕逆，表解者，乃可攻之。其人漐漐汗出，发作有时，头痛，心下痞硬满，引胁下痛，干呕短气，汗出不恶寒者，此表解里未和也，十枣汤主之。（152）病悬饮者，十枣汤主之。咳家其脉弦，为有水，十枣汤主之。夫有支饮家，咳烦，胸中痛者，不卒死，至一百日，一岁，宜十枣汤。(《金匮要略·痰饮咳嗽病脉证并治第十二》)

【药物组成】芫花熬　甘遂　大戟

【服用方法】上三味等分，各别捣为散，以水一升半，先煮大枣肥者十枚，取八合，去滓，内药末。强人服一钱匕，羸人服半钱，温服之，平旦服。若下少，病不除者，明日更服，加半钱。得快下利后，糜粥自养。

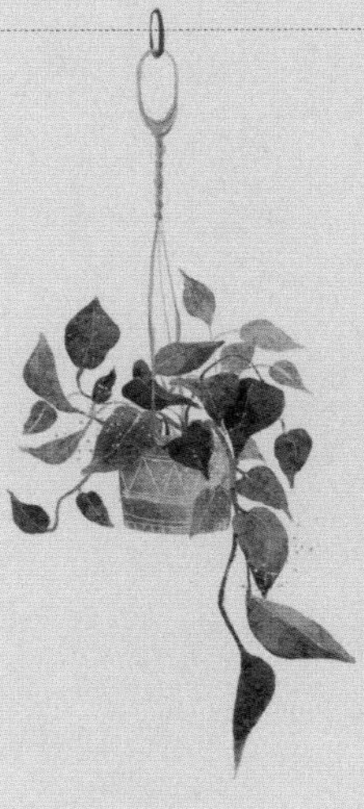

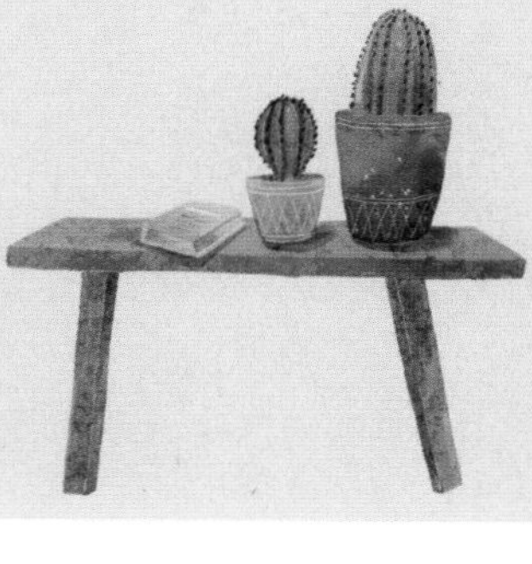

瓜蒂散方

【方歌】

病在胸中气分乖，
咽喉息碍痞难排，
平行瓜豆还调豉，
寸脉微浮涌吐佳。

【方歌】

瓜蒂散用赤豆研，
豆豉煎汁送下安，
痰涎宿食填上脘，
逐邪宣壅服之先。

【应用指征】病如桂枝证，头不痛，项不强，寸脉微浮，胸中痞硬，气上冲喉咽不得息者，此为胸有寒也。当吐之，宜瓜蒂散。(166) 宿食在上脘，当吐之，宜瓜蒂散。(《金匮要略·腹满寒疝宿食病脉证治第十》)

【药物组成】瓜蒂一分，熬黄　赤小豆一分

【服用方法】上二味，各别捣筛，为散已，合治之，取一钱匕，以香豉一合，用热汤七合，煮作稀糜，去滓，取汁和散，温顿服之。不吐者，少少加，得快吐乃止。

【禁忌证】诸亡血虚家，不可与瓜蒂散。

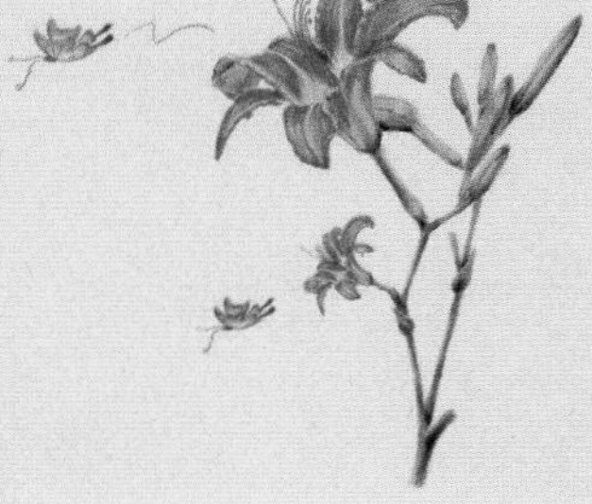

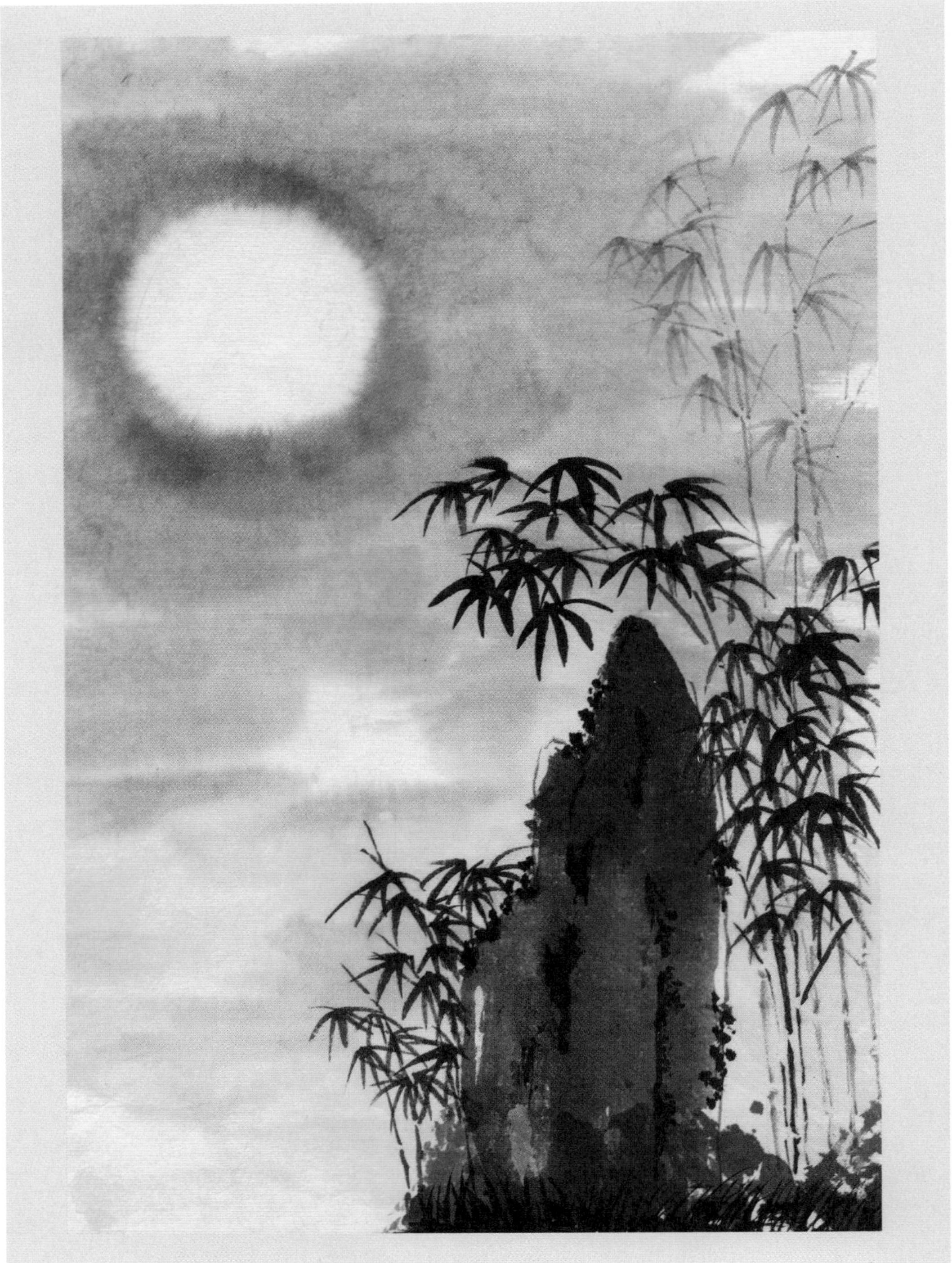

辨阳明病脉证并治

白虎汤方　白虎加人参汤方

【方歌】

阳明白虎辨非难，
难在阳邪背恶寒，
知六膏斤甘二两，
米加六合服之安。

【方歌】

白虎汤用石膏偎，
知母甘草粳米陪，
亦有加入人参者，
躁烦热渴舌生苔。

【应用指征】伤寒若吐若下后，七八日不解，热结在里，表里俱热，时时恶风，大渴，舌上干燥而烦，欲饮水数升者，白虎加人参汤主之。(168)伤寒无大热，口燥渴，心烦，背微恶寒者，白虎加人参汤主之。(169)伤寒，脉浮滑，此以表有热，里有寒，白虎汤主之。(176) 三阳合病，腹满身重，难以转侧，口不仁，面垢，谵语遗尿。发汗则谵语。下之则额上生汗，手足逆冷。若自汗出者，白虎汤主之。(219) 若渴欲饮水，口干舌燥者，白虎加人参汤主之。(222) 伤寒脉浮，发热无汗，其表不解，不可与白虎汤。渴欲饮水，无表证者，白虎加人参汤主之。(170) 伤寒，脉滑而厥者，里有热，白虎汤主之。(350) 服桂枝汤，大汗出后，大烦渴不解，脉洪大者，白虎加人参汤主之。(26) 太阳中热者，暍是也。汗出恶寒，身热而渴，白虎加人参汤主之。(《金匮要略·痉湿暍病脉证治第二》)

【药物组成】

白虎汤：知母六两　石膏一斤，碎　甘草二两，炙　粳米六合

白虎加人参汤：知母六两　石膏一斤，碎　甘草二两，炙　人参二两　粳米六合

【服用方法】

白虎汤：上四味，以水一斗，煮米熟汤成，去滓。温服一升，日三服。

白虎加人参汤：上五味，以水一斗，煮米熟汤成，去滓。温服一升，日三服。此方立夏后、立秋前乃可服，立秋后不可服。正月、二月、三月尚凛冷，亦不可与服之，与之则呕利而腹痛。诸亡血虚家，亦不可与，得之则腹痛利者，但可温之，当愈。

【变证及预后】伤寒热少微厥，指头寒，嘿嘿不欲食，烦躁。数日，小便利，色白者，此热除也，欲得食，其病为愈。若厥而呕，胸胁烦满者，其后必便血。(339)

猪苓汤方

【方歌】

泽胶猪茯滑相连，

咳呕心烦渴不眠，

煮好去滓胶后入，

育阴利水法兼全。

【方歌】

猪苓汤用猪茯苓，

泽泻滑石阿胶并，

小便不利兼烦渴，

利水养阴热亦平。

【应用指征】若脉浮发热，渴欲饮水，小便不利者，猪苓汤主之。(223) 阳明病，汗出多而渴者，不可与猪苓汤，以汗多胃中燥，猪苓汤复利其小便故也。(224) 少阴病，下利六七日，咳而呕渴，心烦不得眠者，猪苓汤主之。

（319）夫诸病在脏，欲攻之，当随其所得而攻之，如渴者，与猪苓汤。余皆仿此。（《金匮要略·脏腑经络先后病脉证第一》）脉浮，发热，渴欲饮水，小便不利者，猪苓汤主之。（《金匮要略·消渴小便不利淋病脉证并治第十三》）

【药物组成】猪苓去皮　茯苓　泽泻　阿胶　滑石碎，各一两

【服用方法】上五味，以水四升，先煮四味，取二升，去滓；内阿胶烊消。温服七合，日三服。

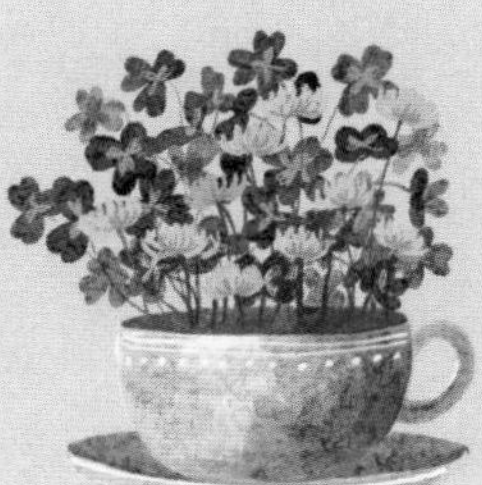

调胃承气汤方

【方歌】

调和胃气炙草功，
硝用半升地道通，
草二大黄四两足，
法中之法妙无穷。

【应用指征】阳明病，不吐不下，心烦者，可与调胃承气汤。(207) 发汗后，恶寒者，虚故也；不恶寒，但热者，实也，当和胃气，与调胃承气汤。(70) 太阳病三日，发汗不解，蒸蒸发热者，属胃也，调胃承气汤主之。(248) 伤寒吐后，腹胀满者，与调胃承气汤。(249)

【药物组成】甘草二两，炙　芒硝半升　大黄四两，清酒洗

【服用方法】上三味，切，以水三升，煮二物至一升，去滓，内芒硝，更上微火一二沸。温顿服之，以调胃气。

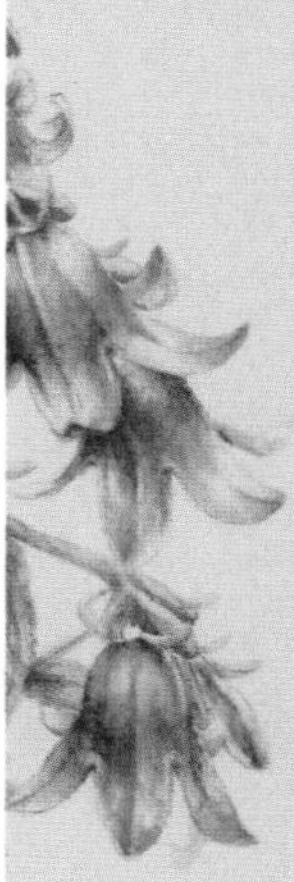

小承气汤方　大承气汤方

【方歌】

大黄四两朴半斤，
枳五硝三急下云，
朴枳先熬黄后入，
去滓硝入火微熏。
朴二枳三四两黄，
小承微结好商量，
长沙下法分轻重，
妙在同煎切勿忘。

【方歌】

大承气汤用芒硝，
枳实厚朴大黄饶，
救阴泻热功偏擅，
急下阳明有数条。

【应用指征】阳明病，脉迟，虽汗出不恶寒者，其身必重，短气腹满而喘，有潮热者，此外欲解，可攻里也。手足濈然汗出者，此大便已硬也，大承气汤主之；若汗多，微发热恶寒者，外未解也，其热不潮，未可与承气汤；若腹大满不通者，可与小承气汤，微和胃气，勿令至大泄下。(208) 阳明病，潮热，大便微硬者，可与大承气汤，不硬者不可与之。若不大便六七日，恐有燥屎，欲知之法，少与小承气汤，汤入腹中，转失气者，此有燥屎也，乃可攻之。若不转失气者，此但初头硬，后必溏，不可攻之，攻之必胀满不能食也。欲饮水者，与水则哕。其后发热者，必大便复硬而少也，以小承气汤和之。不转失气者，慎不可攻也。(209) 阳明病，下之，心中懊憹而烦，胃中有燥屎者，可攻。腹微满，初头硬，后必溏，不可攻之。若有燥屎者，宜大承气汤。(238) 病人不大便五六日，绕脐痛，烦躁，发作有时者，此有燥屎，故使不大便也。(239) 大下后，六七日不大便，烦不解，腹满痛者，此有燥屎也。所以然者，本有宿食故也，宜大承气汤。(241) 病人小便不利，大便乍难乍易，时有微热，喘冒不能卧者，有燥屎也，宜大承气汤。(242) 太阳病，若吐若下若发汗后，微烦，小便数，大便因硬者，与小承气汤和之愈。(250) 伤寒六七日，目中不了了，睛不和，无表里证，大便难，身微热者，此为实也，急下之，宜大承气汤。(252) 阳明病，发热汗多者，急下之，宜大承气汤。(253) 发汗不解，腹满痛者，急下之，宜大承气汤。(254) 腹满不减，减不足言，当下之，宜大承气汤。(255) 少阴病，得之二三日，口燥咽干者，急下之，宜大承气汤。(320) 少阴病，自利清水，色纯青，心下必痛，口干燥者，急下之，宜大承气汤。(321) 少阴病，六七日，腹胀不大便者，急下之，宜大承气汤。(322) 下利，谵语者，有燥屎也，宜小承气汤。(374) 痉为病，胸满，口噤，卧不着席，脚挛急，必龂齿，可与大承气汤。(《金匮要略·痉湿暍病脉证治第二》) 问曰：人病有宿食，何以别之？师曰：寸口脉浮而大，按之反涩，尺中亦微而涩，故知有宿食，大承气汤主之。脉数而滑者，实也，此有宿食，下之愈，宜大承气汤。下利不饮食者，有宿食也，当下之，宜大承气汤。(《金匮要略·腹满寒疝宿食病脉证治第十》) 下利，脉迟而滑者，实也，利未欲止，急下之，宜大承气汤。下利，脉反滑者，当有所去，下乃愈，宜大承气汤。下利，三部脉皆平，按之心下坚者，急下之，宜大承气汤。下利已差，至其年月日时复发者，以病不尽故也，当下之，宜大承气汤。(《金匮要略·呕吐哕下利病脉证治第十七》)病解能食，七八日更发热者，此为胃实，大承气汤主之。产后七八日，无太阳证，少腹坚痛，此恶露不尽，不大便，烦躁发热，切脉微实，再倍发热，日晡时烦躁者，不食，食则谵语，至夜即愈，宜大承气汤主之。(《金匮要略·妇人产后病脉证治第二十一》)

【药物组成】

小承气汤：大黄四两　厚朴二两，炙，去皮　枳实三枚，大者，炙

大承气汤：大黄四两，酒洗　厚朴半斤，炙，去皮　枳实五枚，炙　芒硝三合

【服用方法】

小承气汤：上三味，以水四升，煮取一升二合，去滓。分温二服。初服汤当更衣，不尔者尽饮之。若更衣者，勿服之。

大承气汤：上四味，以水一斗，先煮二物，取五升，去滓，内大黄，更煮取二升，去滓，内芒硝，更上微火一两沸。分温再服。得下余勿服。

【注意事项】夫实则谵语，虚则郑声。郑声者，重语也。直视谵语，喘满者死，下利者亦死。(210)，发汗多，重发汗者，亡其阳，谵语。脉短者死，脉自和者不死。(211)

【变证及预后】伤寒若吐若下后不解，不大便五六日，上至十余日，日晡所发潮热，不恶寒，独语如见鬼状。若剧者，发则不识人，循衣摸床，惕而不安，微喘直视，脉弦者生，涩者死。微者，但发热谵语者，大承气汤主之。若一服利，则止后服。(212)阳明病，其人多汗，以津液外出，胃中燥，大便必硬，硬则谵语，小承气汤主之。若一服谵语止者，更莫复服。(213)阳明病，谵语发潮热，脉滑而疾者，小承气汤主之。因与承气汤一升，腹中转气者，更服一升。若不转气者，勿更与之。明日又不大便，脉反微涩者，里虚也，为难治，不可更与承气汤也。(214)阳明病，谵语有潮热，反不能食者，胃中必有燥屎五六枚也；若能食者，但硬耳。宜大承气汤下之。(215)

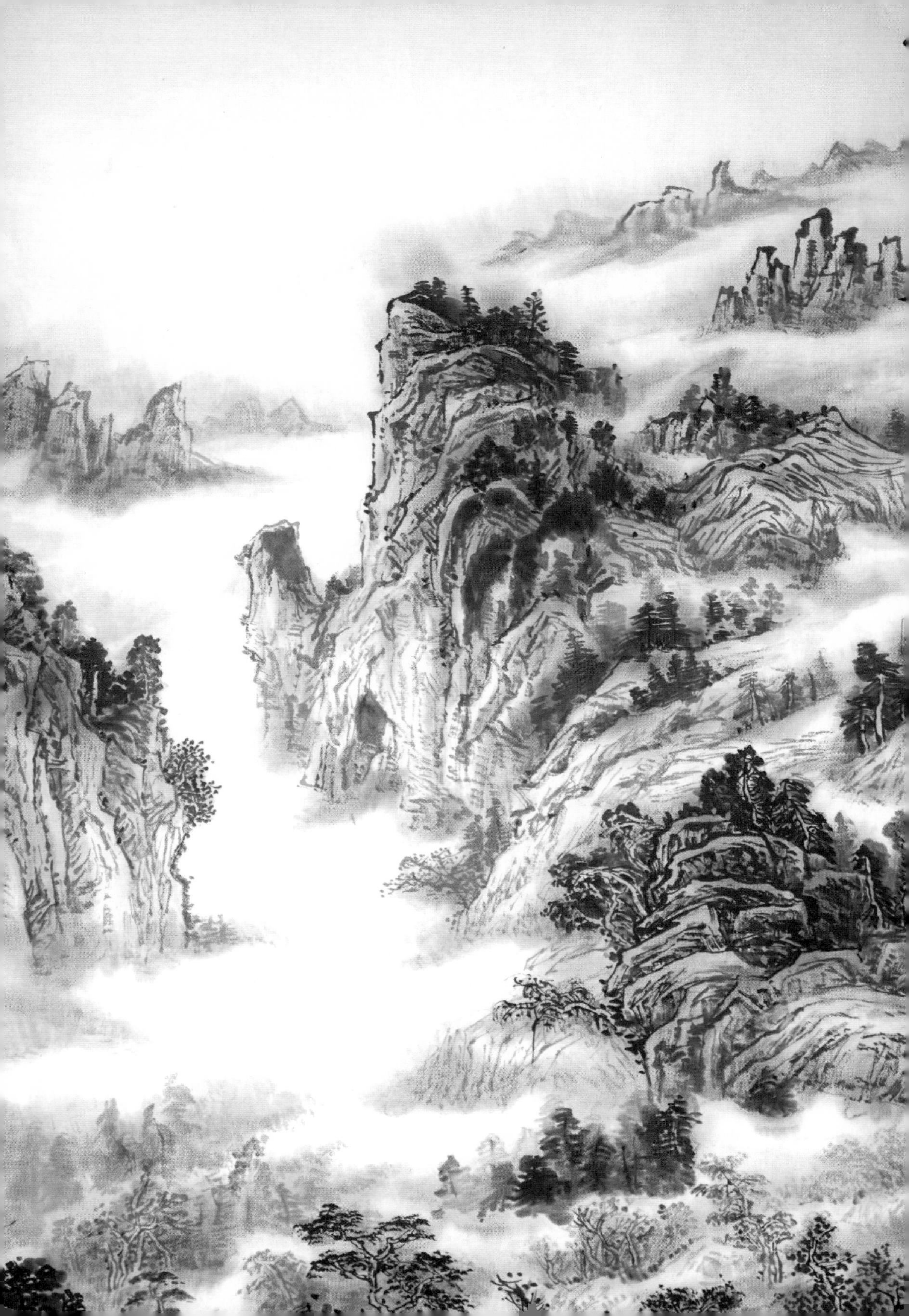

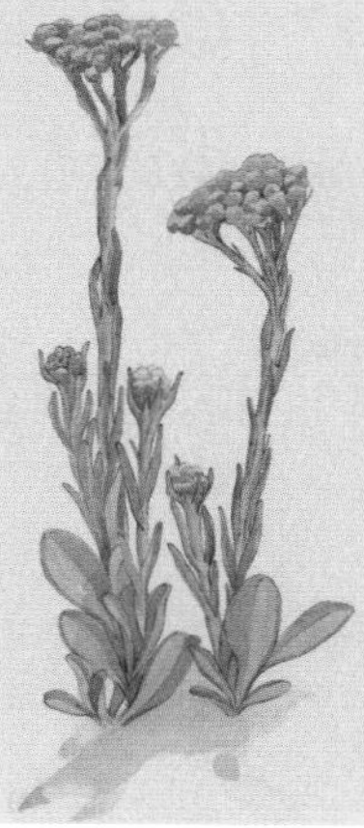

麻子仁丸方

【方歌】

一升杏子二升麻，
枳芍半斤效可夸，
黄朴一斤丸饮下，
缓通脾约是专家。

【方歌】

麻子仁丸小承气，
杏芍麻仁治便秘，
胃热津亏解便难，
润肠通便脾约济。

【应用指征】趺阳脉浮而涩，浮则胃气强，涩则小便数，浮涩相搏，大便则硬，其脾为约，麻子仁丸主之。(247)

【药物组成】麻子仁二升　芍药半斤　枳实半斤，炙　大黄一斤，去皮　厚朴一尺，炙，去皮　杏仁一升，去皮尖，熬

【服用方法】上六味，蜜和丸如梧桐子大。饮服十丸，日三服，渐加，以知为度。

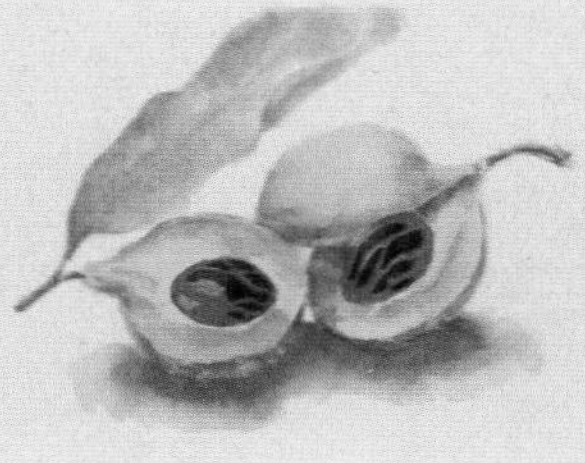

蜜煎方

【方歌】

蜜煎熟后样如饴，
温纳肛门法本奇，
更有醋调胆汁灌，
外通二法审谁宜。

【应用指征】阳明病，自汗出，若发汗，小便自利者，此为津液内竭，虽硬不可攻之，当须自欲大便，宜蜜煎导而通之。若土瓜根及大猪胆汁，皆可为导。(233)

【药物组成】食蜜七合

【服用方法】上一味，于铜器内，微火煎，当须凝如饴状，搅之勿令焦着，欲可丸，并手捻作挺，令头锐，大如指，长二寸许，热时急作，冷则硬。以内谷道中，以手急抱，欲大便时乃去之。

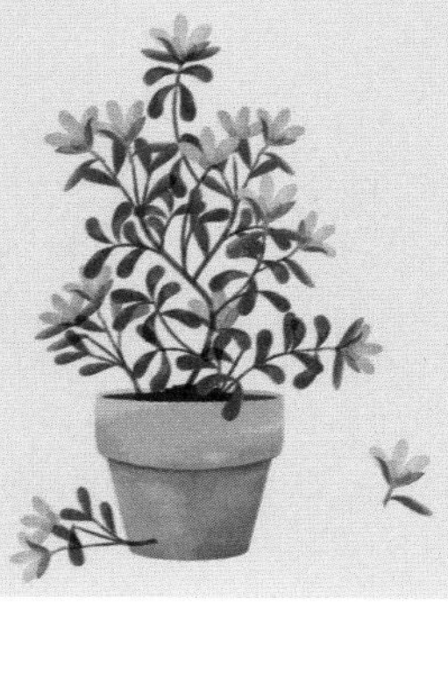

吴茱萸汤方

【方歌】

升许茱萸三两参，
生姜六两救寒侵，
枣投十二中宫主，
吐利头痛烦躁寻。

【方歌】

吴茱萸汤人参枣，
重用生姜温胃好，
阳明寒呕少阴利，
厥阴头痛皆能保。

【应用指征】食谷欲呕，属阳明也，吴茱萸汤主之。得汤反剧者，属上焦也。(243)少阴病，吐利，手足逆冷，烦躁欲死者，吴茱萸汤主之。(309)干呕，吐涎沫，头痛者，吴萸汤主之。(378)

【药物组成】吴茱萸一升，洗　人参三两　生姜六两，切　大枣十二枚，擘

【服用方法】上四味，以水七升，煮取二升，去滓。温服七合，日三服。

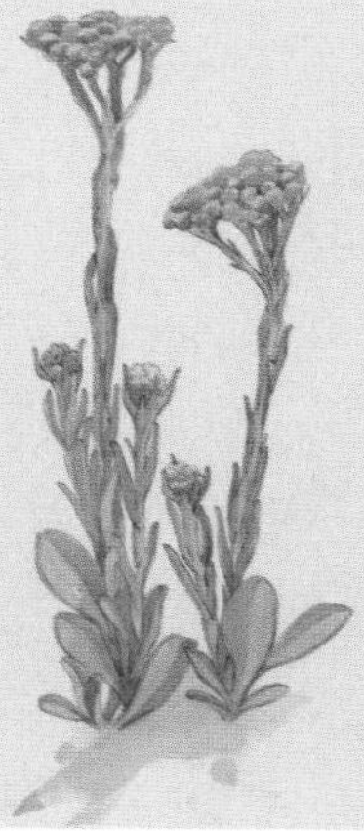

茵陈蒿汤方

【方歌】

二两大黄十四栀，
茵陈六两早煎宜，
身黄尿短腹微满，
解自前阴法最奇。

【方歌】

茵陈蒿汤治疸黄，
阴阳寒热细推详，
阳黄大黄栀子入，
阴黄附子与干姜。
亦有不用茵陈者，
加草柏皮栀子汤。

【应用指征】阳明病，发热汗出者，此为热越，不能发黄也。但头汗出，身无汗，剂颈而还，小便不利，渴引水浆者，此为瘀热在里，身必发黄，茵陈蒿汤主之。(236）伤寒七八日，身黄如橘子色，小便不利，腹微满者，茵陈蒿汤主之。(260）

【药物组成】茵陈蒿六两　栀子十四枚，擘　大黄二两，去皮

【服用方法】上三味，以水一斗二升，先煮茵陈减六升，内二味，煮取三升，去滓。分三服。

【变证及预后】小便当利，尿如皂荚汁状，色正赤，一宿腹减，黄从小便去也。

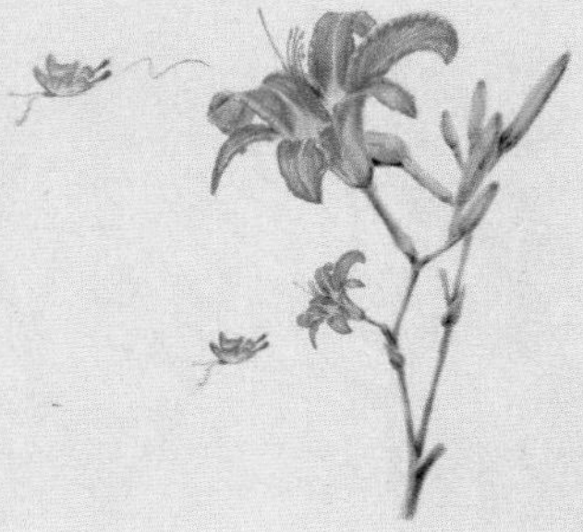

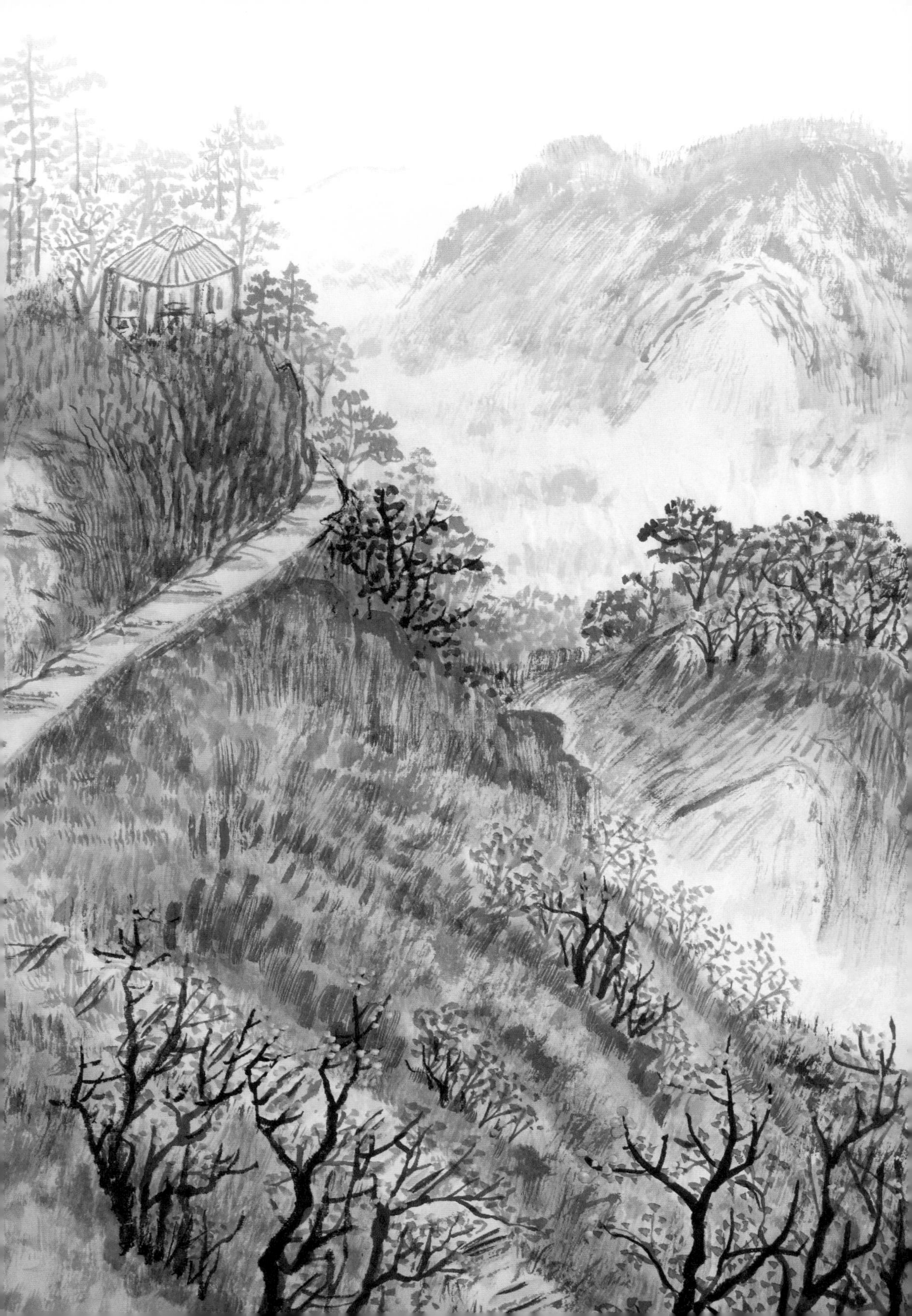

栀子柏皮汤方

【方歌】

里郁业经向外驱，
身黄发热四言规，
草须一两二黄柏，
十五枚栀不去皮。

【应用指征】伤寒身黄发热，栀子柏皮汤主之。（261）

【药物组成】肥栀子十五个，擘　甘草一两，炙　黄柏二两

【服用方法】上三味，以水四升，煮取一升半，去滓。分温再服。

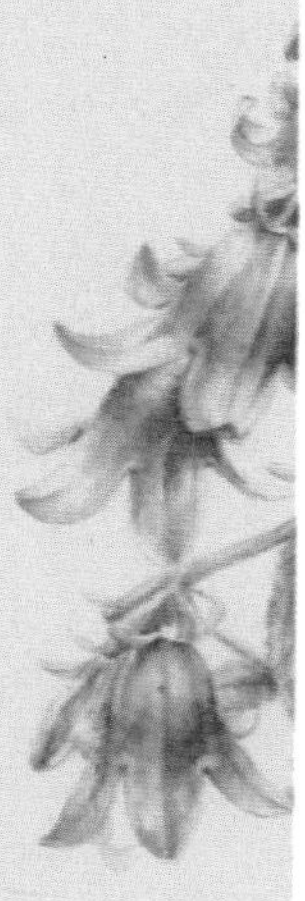

麻黄连轺赤小豆汤方

【方歌】

黄病姜翘二两麻，
一升赤豆梓皮夸，
枣须十二能通窍，
四十杏仁二草嘉。

【应用指征】伤寒瘀热在里，身必黄，麻黄连轺赤小豆汤主之。(262)

【药物组成】麻黄二两，去节　连轺二两，连翘根是　杏仁四十个，去皮尖　赤小豆一升　大枣十二枚，擘　生梓白皮切，一升　生姜二两，切　甘草二两，炙

【服用方法】上八味，以潦水一斗，先煮麻黄再沸，去上沫，内诸药，煮取三升，去滓。分温三服，半日服尽。

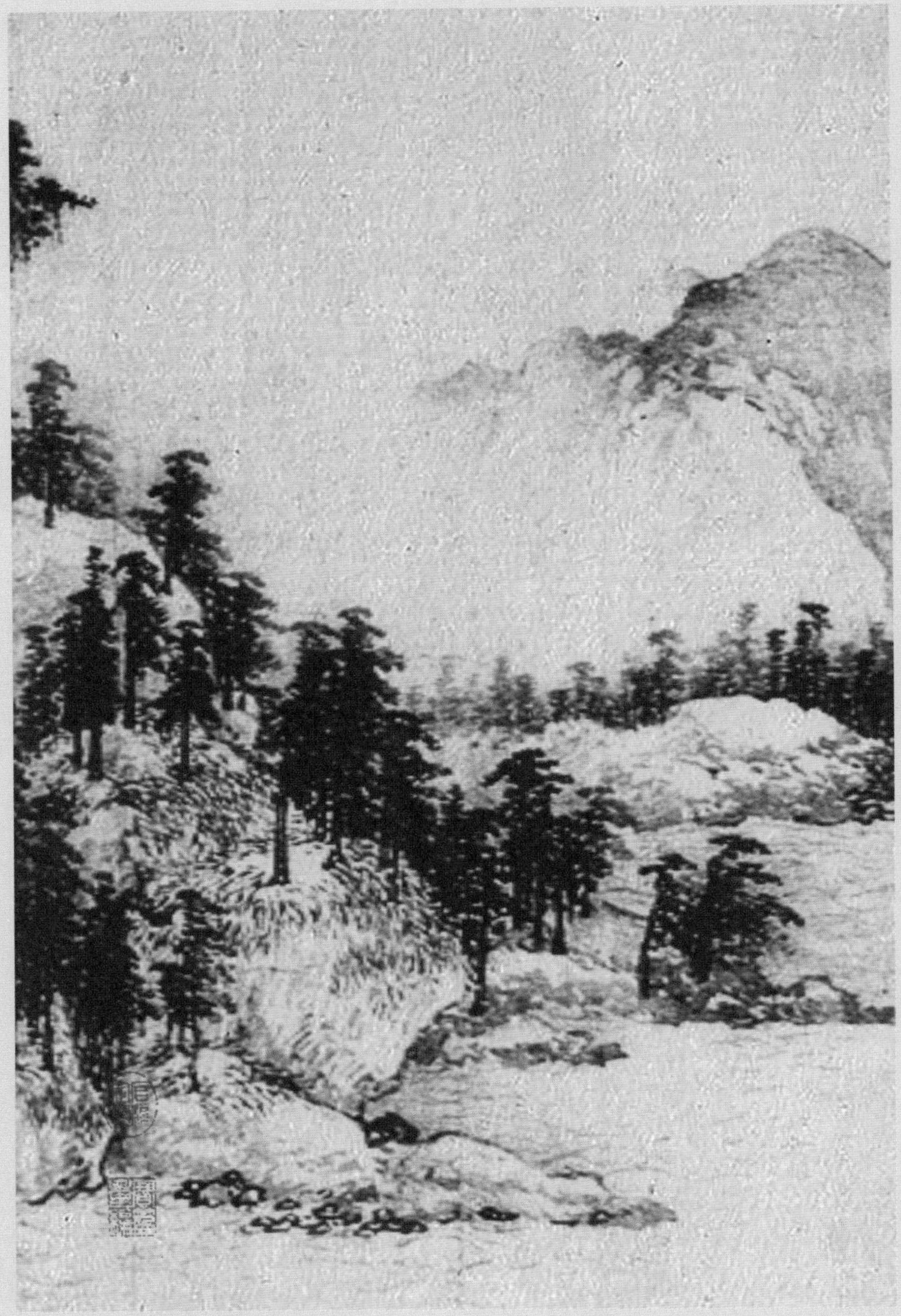

辨少阳病脉证并治

小柴胡汤方

【方歌】

小柴胡汤和解供，
半夏人参甘草从，
更用黄芩加姜枣，
少阳百病此为宗。

【应用指征】伤寒五六日中风，往来寒热，胸胁苦满，嘿嘿不欲饮食，心烦喜呕。或胸中烦而不呕，或渴，或腹中痛，或胁下痞硬，或心下悸、小便不利，或不渴、身有微热，或咳者，小柴胡汤主之。(96) 血弱气尽，腠理开，邪气因入，与正气相搏，结于胁下，正邪分争，往来寒热，休作有时，嘿嘿不欲饮食。脏腑相连，其痛必下，邪高痛下，故使呕也。小柴胡汤主之。服柴胡汤已，渴者，属阳明，以法治之。(97) 伤寒四五日，身热恶风，颈项强，胁下满，手足温而渴者，小柴胡汤主之。(99) 妇人中风七八日，续得寒热，发作有时，经水适断者，此为热入血室，其血必结，故使如疟状，发作有时，小柴胡汤主之。(144) 阳明病，发潮热，大便溏，小便自可，胸胁满不去者，与小柴胡汤。(229) 阳明病，胁下硬满，不大便而呕，舌上白苔者，可与小柴胡汤。上焦得通，津液得下，胃气因和，身濈然汗出而解。(230)本太阳病不解，转入少阳者，胁下硬满，干呕不能食，往来寒热，尚未吐下，脉沉紧者，与小柴胡汤。(266)呕而发热者，小柴胡汤主之。(379)伤寒差以后，更发热，小柴胡汤主之。脉浮者，以汗解之；脉沉实者，以下解之。(394)诸黄，腹痛而呕者，宜柴胡汤。(《金匮要略·黄疸病脉证并治第十五》)所以产妇喜汗出者，亡阴血虚，阳气独盛，故当汗出，阴阳乃复。大便坚，呕不能食，小柴胡汤主之。(《金匮要略·妇人产后病脉证治第二十一》)

【药物组成】柴胡半斤　黄芩三两　人参三两　半夏半升，洗　甘草炙　生姜各三两，切　大枣十二枚，擘

【服用方法】上七味，以水一斗二升，煮取六升，去滓，再煎取三升。温服一升，日三服。

【配伍加减】若胸中烦而不呕者，去半夏、人参，加栝楼实一枚；若渴，去半夏，加人参合前成四两半，栝楼根四两；若腹中痛者，去黄芩，加芍药三两；若胁下痞硬，去大枣，加牡蛎四两；若心下悸，小便不利者，去黄芩，加茯苓四两；若不渴，外有微热者，去人参，加桂枝三两，温覆微汗愈；若咳者，去人参、大枣、生姜，加五味子半升，干姜二两。

【禁忌证】得病六七日，脉迟浮弱，恶风寒，手足温，医二三下之，不能食，而胁下满痛，面目及身黄，颈项强，小便难者，与柴胡汤，后必下重。本渴饮水而呕者，柴胡汤不中与也，食谷者哕。(98)

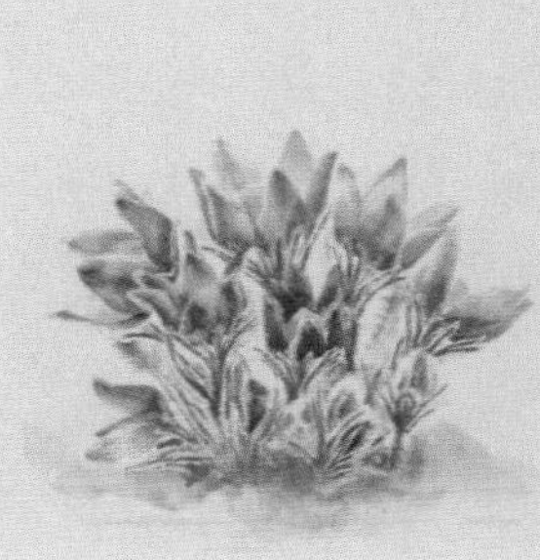

柴胡桂枝汤方

【方歌】

小柴原方取半煎，
桂枝汤入复方全，
阳中太少相因病，
偏重柴胡作仔肩。

【应用指征】伤寒六七日，发热微恶寒，支节烦疼，微呕，心下支结，外证未去者，柴胡桂枝汤主之。(146)

【药物组成】桂枝一两半，去皮　黄芩一两半　人参一两半　甘草一两，炙　半夏二合半，洗　芍药一两半　大枣六枚，擘　生姜一两半，切　柴胡四两

【服用方法】上九味，以水七升，煮取三升，去滓。温服一升。

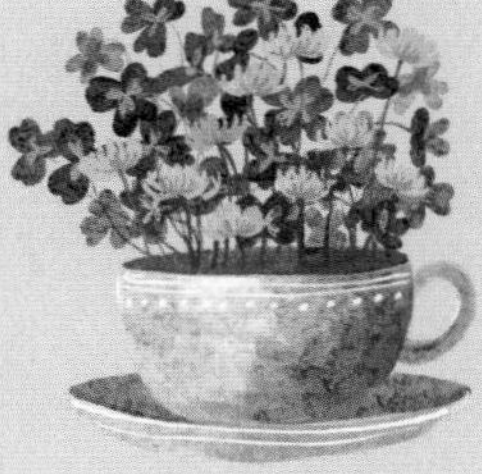

大柴胡汤方

【方歌】

八柴四枳五生姜，

芩芍三分二大黄，

半夏半升十二枣，

少阳实证下之良。

【方歌】

大柴胡汤用大黄，

枳实芩夏白芍将，

煎加姜枣表兼里，

妙法内功并外攘。

【应用指征】太阳病，过经十余日，反二三下之，后四五日，柴胡证仍在者，先与小柴胡。呕不止，心下急，郁郁微烦者，为未解也，与大柴胡汤，下之则愈。(103)。伤寒，发热，汗出不解，心中痞硬，呕吐而下利者，

大柴胡汤主之。(165)按之心下满痛者，此为实也，当下之，宜大柴胡汤。(《金匮要略·满寒疝宿食病脉证并治第十》)

【药物组成】柴胡半斤　黄芩三两　芍药三两　半夏半升，洗　生姜五两，切　枳实四枚，炙　大枣十二枚，擘　大黄二两

【服用方法】上七味，以水一斗二升，煮取六升，去滓，再煎。温服一升，日三服。一方，加大黄二两，若不加，恐不为大柴胡汤。

【注】赵本无大黄。服用方法“一方，加大黄二两……”为后人注释，非伤寒原文。

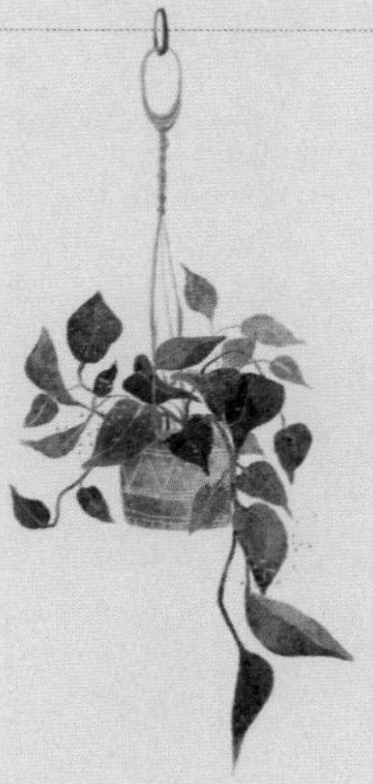

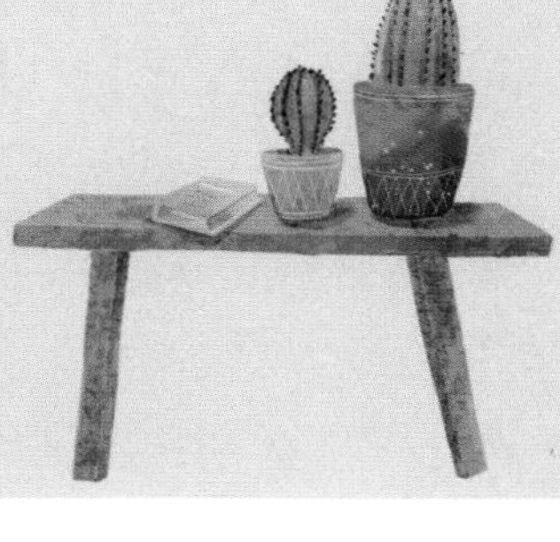

柴胡加芒硝汤方

【方歌】

小柴药味照原方，

二两芒硝后入良，

误下热来日晡所，

补兼荡涤有奇长。

【应用指征】伤寒十三日，不解，胸胁满而呕，日晡所发潮热，已而微利，此本柴胡证，下之以不得利，今反利者，知医以丸药下之，此非其治也。潮热者，实也。先宜服小柴胡汤以解外，后以柴胡加芒硝汤主之。（104）

【药物组成】柴胡二两十六铢　黄芩一两　人参一两　甘草一两，炙　生姜一两，切　半夏二十铢，本云五枚，洗　大枣四枚，擘　芒硝二两

【服用方法】上八味，以水四升，煮取二升，去滓，内芒硝，更煮微沸，分温再服，不解，更作。

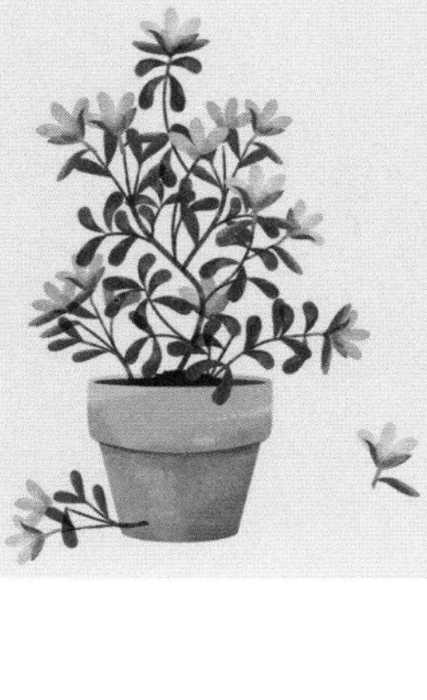

柴胡桂枝干姜汤方

【方歌】

八柴二草蛎干姜，
芩桂宜三栝四尝，
不呕渴烦头汗出，
少阳枢病要精详。

【应用指征】伤寒五六日，已发汗而复下之，胸胁满微结，小便不利，渴而不呕，但头汗出，往来寒热，心烦者，此为未解也，柴胡桂枝干姜汤主之。(147)

【药物组成】柴胡半斤　桂枝三两，去皮　干姜二两　栝楼根四两　黄芩三两　牡蛎二两，熬　甘草二两，炙

【服用方法】上七味，以水一斗二升，煮取六升，去滓再煎，取三升。温服一升，日三服。初服微烦，复服汗出便愈。

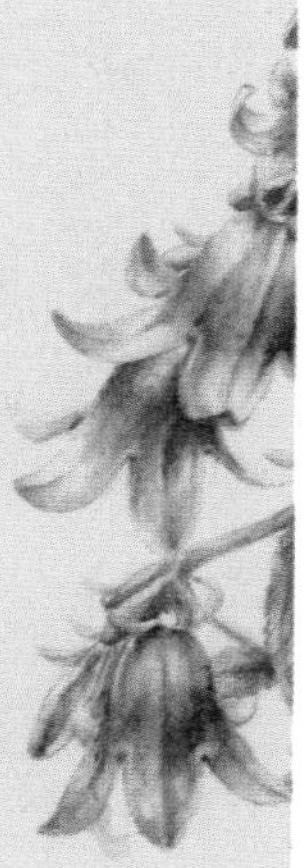

柴胡加龙骨牡蛎汤方

【方歌】

参苓龙牡桂丹铅，
苓夏柴黄姜枣全，
枣六柴四余两半，
大黄二两后同煎。

【应用指征】伤寒八九日，下之，胸满烦惊，小便不利，谵语，一身尽重，不可转侧者，柴胡加龙骨牡蛎汤主之。(107)

【药物组成】柴胡四两　龙骨　黄芩　生姜切　铅丹　人参　桂枝去皮　茯苓各一两半　半夏二合半，洗　大黄二两　牡蛎一两半，熬　大枣六枚，擘

【服用方法】上十二味，以水八升，煮取四升，内大黄，切如棋子，更煮一两沸，去滓。温服一升。本云柴胡汤，今加龙骨等。

【变证及预后】太阳病中风，以火劫发汗，邪风被火热，血气流溢，失其常度。两阳相熏灼，其身发黄。阳盛则欲衄，阴虚小便难。阴阳俱虚竭，身体则枯燥，但头汗出，剂颈而还，腹满微喘，口干咽烂，或不大便，久则谵语，甚者至哕，手足躁扰，捻衣摸床。小便利者，其人可治。(111)

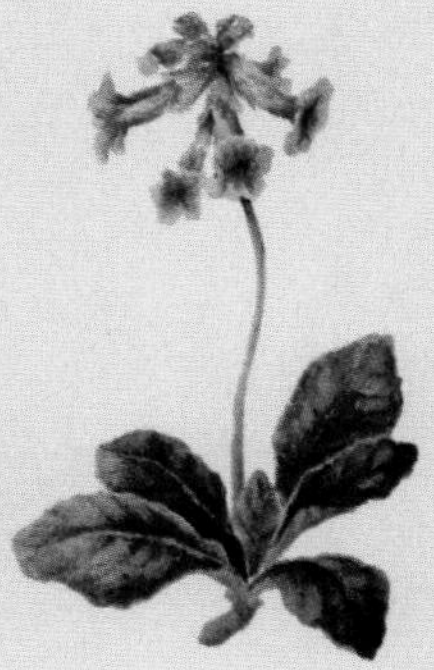

黄芩汤方　黄芩加半夏生姜汤方

【方歌】

枣枚十二守成箴，
二两芍甘三两芩，
利用本方呕加味，
姜三夏取半升斟。

【应用指征】太阳与少阳合病，自下利者，与黄芩汤；若呕者，黄芩加半夏生姜汤主之。（172）干呕而利者，黄芩加半夏生姜汤主之。（《金匮要略·呕吐哕下利病脉证治第十七》）

【药物组成】

黄芩汤方：黄芩三两　芍药二两　甘草二两，炙　大枣十二枚，擘

黄芩加半夏生姜汤方：黄芩三两　芍药二两　甘草二两，炙　大枣十二枚，擘　半夏半升，洗　生姜一两半，一方三两，切

【服用方法】

黄芩汤方：上四味，以水一斗，煮取三升，去滓。温服一升，日再夜一服。

黄芩加半夏生姜汤方：上六味，以水一斗，煮取三升，去滓。温服一升，日再夜一服。

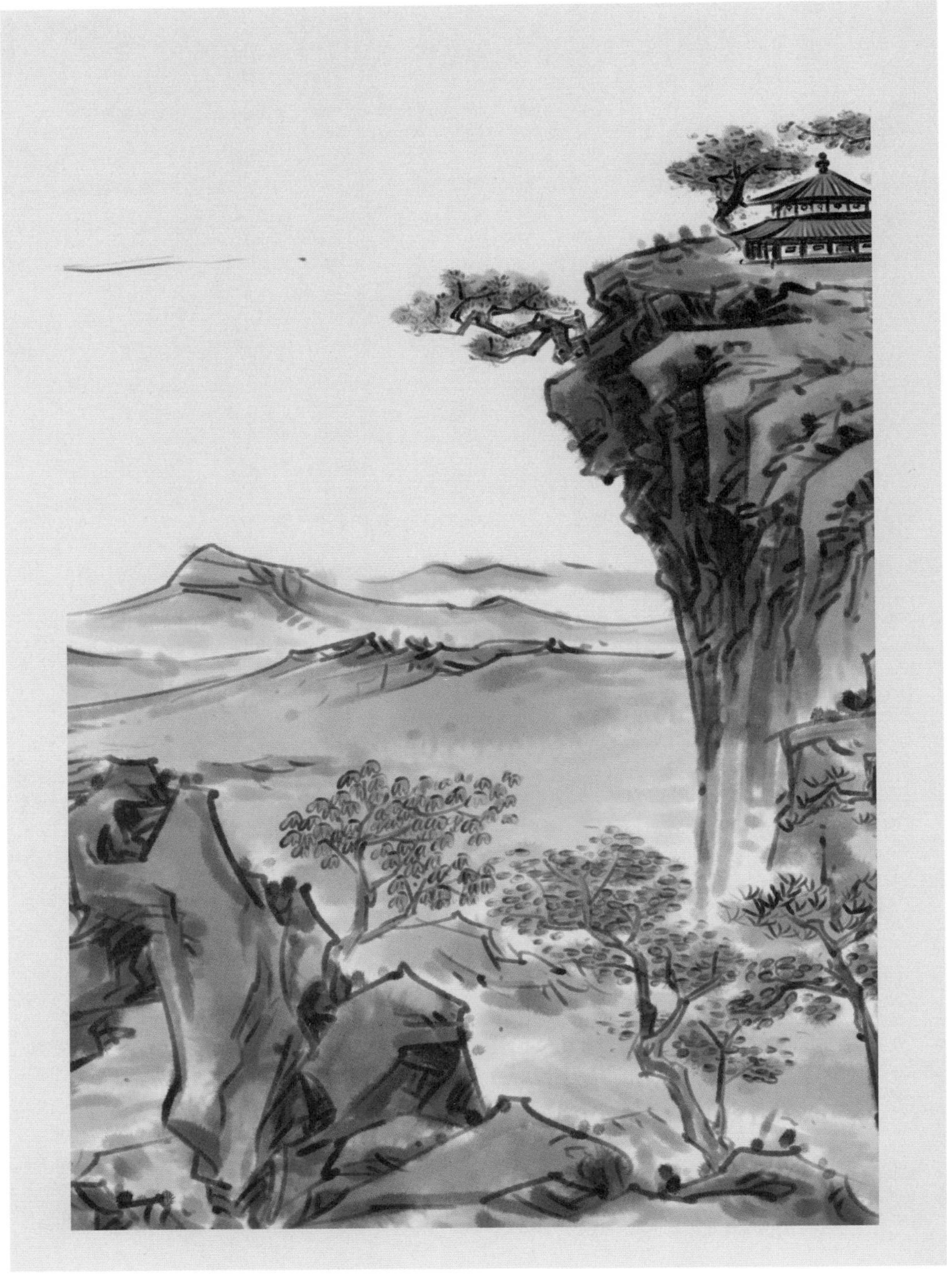

辨太阴病脉证并治

桂枝加芍药汤方　桂枝加大黄汤方

【方歌】

桂枝倍芍转输脾，
泄满升邪止痛宜，
大实痛因反误下，
黄加二两下无疑。

【应用指征】本太阳病，医反下之，因尔腹满时痛者，属太阴也，桂枝加芍药汤主之；大实痛者，桂枝加大黄汤主之。(279)

【药物组成】

桂枝加芍药汤：桂枝三两，去皮　芍药六两　甘草二两，炙　大枣十二枚，擘　生姜三两，切

桂枝加大黄汤：桂枝三两，去皮　大黄二两　芍药六两　生姜三两，切　甘草二两，炙　大枣十二枚，擘

【服用方法】上五味，以水七升，煮取三升，去滓。温分三服。

【注意事项】太阴为病，脉弱，其人续自便利，设当行大黄、芍药者，宜减之。以其人胃气弱，易动故也。(280)

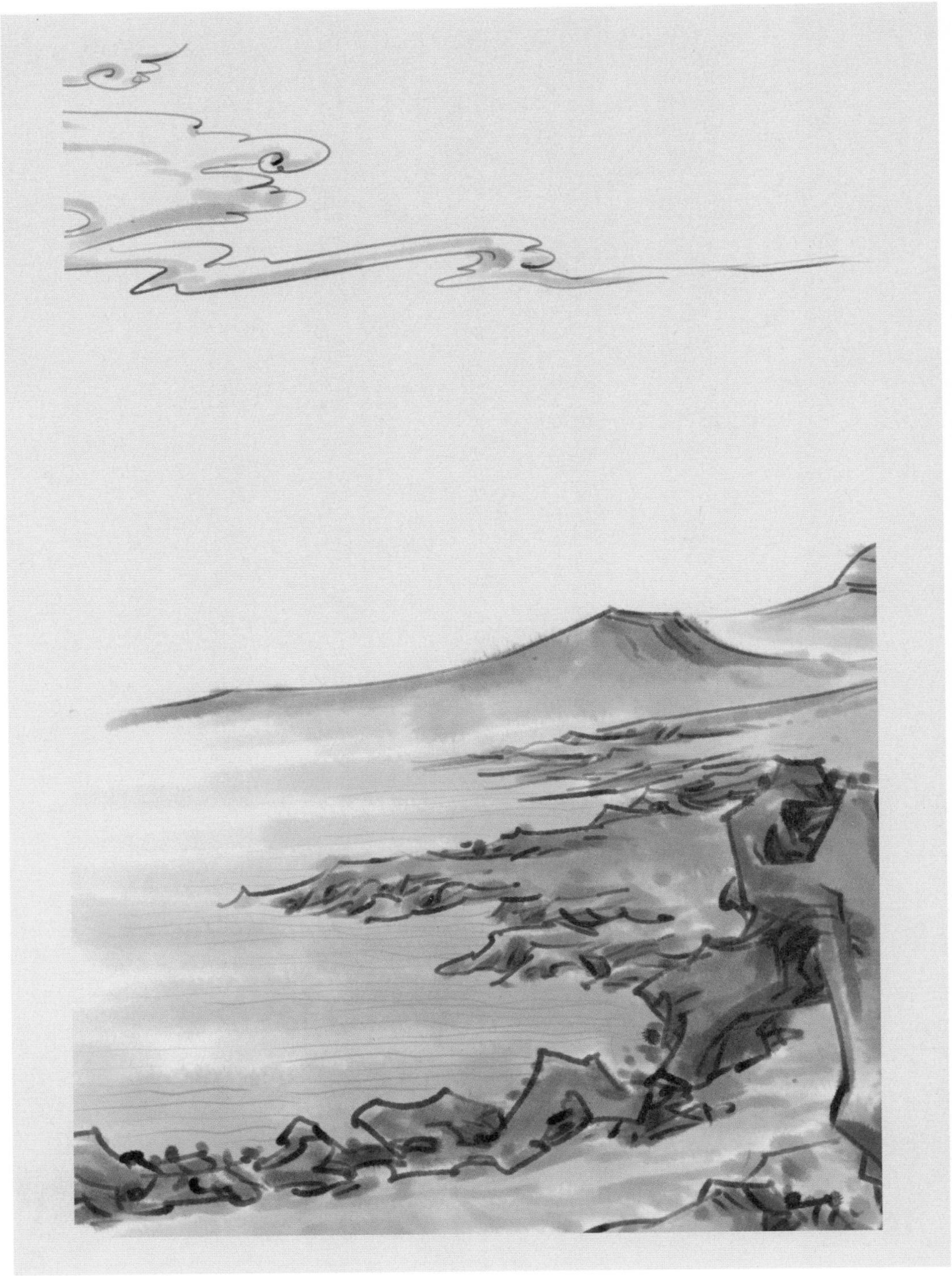

辨少阴病脉证并治

四逆汤方

【方歌】

四逆汤中姜附草，
阳衰寒厥急煎尝，
腹痛吐泻脉沉细，
急投此方可回阳。

【应用指征】少阴病，脉沉者，急温之，宜四逆汤。(323)少阴病，饮食入口则吐，心中温温欲吐，复不能吐，始得之，手足寒，脉弦迟者，此胸中实，不可下也，当吐之。若膈上有寒饮，干呕者，不可吐也。当温之，宜四逆汤。(324)病发热头痛，脉反沉，若不差，身体疼痛，当救其里，四逆汤方。(92)自利不渴者，属太阴，以其脏有寒故也。当温之，宜服四逆辈。(277)大汗出，热不去，内拘急，四肢疼，又下利厥逆而恶寒者，四逆汤主之。(353)大汗，若大下利而厥冷者，四逆汤主之。(354)呕而脉弱，小便复利，身有微热，见厥者难治，四逆汤主之。(377)既吐且利，小便复利，而大汗出，下利清谷，内寒外热，脉微欲绝者，四逆汤主之。(389)

【药物组成】甘草二两，炙　干姜一两半　附子一枚，生用，去皮，破八片

【服用方法】上三味，以水三升，煮取一升二合，去滓。分温再服，强人可大附子一枚，干姜三两。

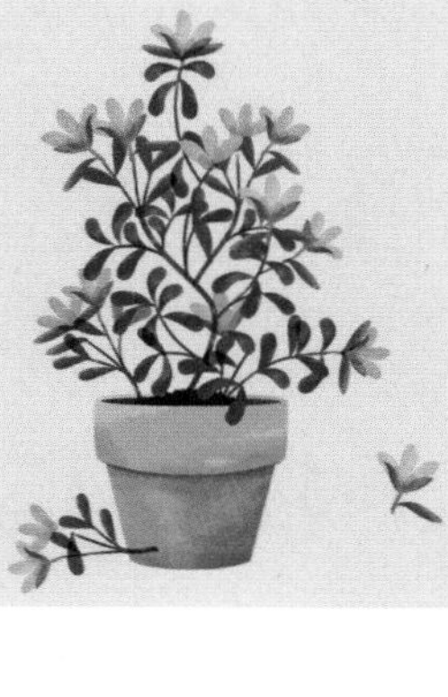

通脉四逆汤方

【方歌】

草二姜三生附一，
招纳亡阳此指南，
外热里寒面赤厥，
脉微通脉法中探。
面赤加葱茎用九，
腹痛去葱真好手，
葱去换芍二两加，
呕者生姜二两偶；
咽痛去芍桔须加，
桔梗一两循经走；
脉去不出二两参，
桔梗丢开莫掣肘。

【应用指征】少阴病，下利清谷，里寒外热，手足厥逆，脉微欲绝，身反不恶寒，其人面色赤，或腹痛，或干呕，或咽痛，或利止脉不出者，通脉四逆汤主之。（317）下利清谷，里寒外热，汗出而厥者，通脉四逆汤主之。（370）

【药物组成】甘草二两，炙　附子大者一枚，生用，去皮，破八片　干姜三两，强人可四两

【服用方法】上三味，以水三升，煮取一升二合，去滓。分温再服。其脉即出者愈。

【配伍加减】面色赤者，加葱九茎；腹中痛者，去葱，加芍药二两；呕者，加生姜二两；咽痛者，去芍药，加桔梗一两；利止脉不出者，去桔梗，加人参二两。病皆与方相应者，乃服之。

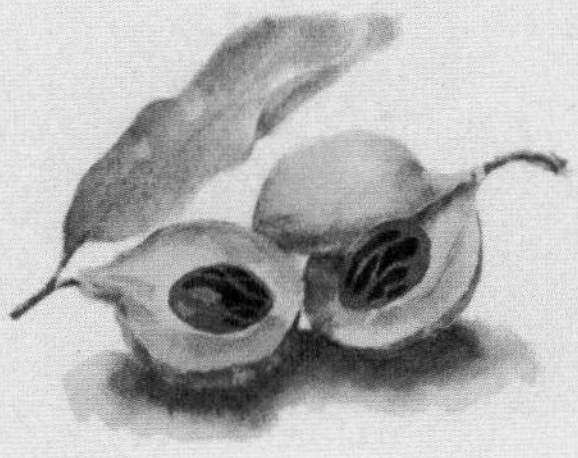

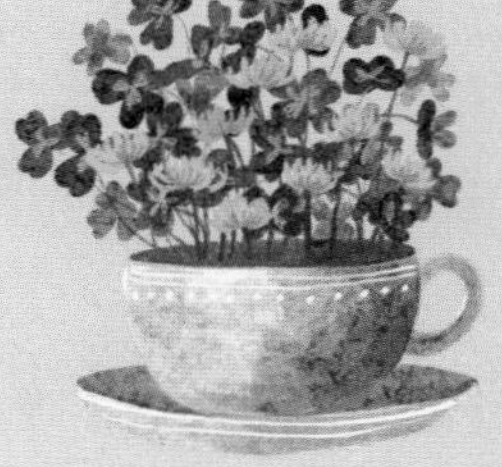

白通汤方　白通加猪胆汁汤方

【方歌】

葱白四茎一两姜，
全枚生附白通汤，
脉微下利肢兼厥，
干呕心烦胆尿襄。

【应用指征】

白通汤方：少阴病，下利，白通汤主之。(314)

白通加猪胆汁汤方：少阴病，下利，脉微者，与白通汤。利不止，厥逆无脉，干呕烦者，白通加猪胆汁汤主之。服汤，脉暴出者死，微续者生。(315)

【药物组成】

白通汤方：葱白四茎　干姜一两　附子一枚，生，去皮，破八片

白通加猪胆汁汤方：葱白四茎　干姜一两　附子一枚，生，去皮，破八片　人尿五合　猪胆汁一合

【服用方法】

白通汤方：上三味，以水三升，煮取一升，去滓。分温再服。

白通加猪胆汁汤方：上五味，以水三升，煮取一升，去滓，内胆汁、人尿，和令相得。分温再服。若无胆，亦可用。

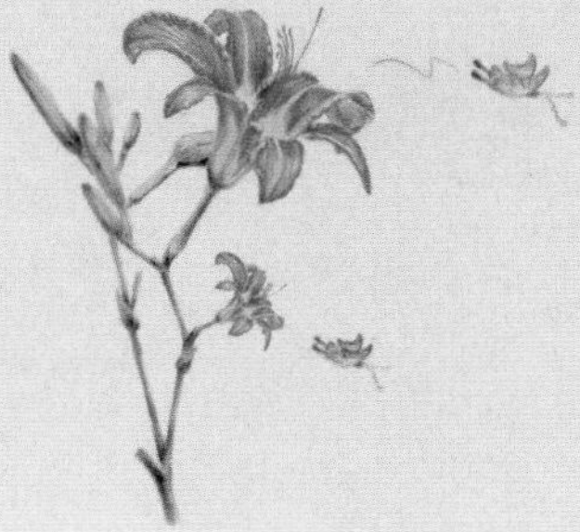

附子汤方

【方歌】

生附二枚附子汤，
术宜四两主斯方，
芍苓三两人参二，
背冷脉沉身痛详。

【应用指征】少阴病，得之一二日，口中和，其背恶寒者，当灸之，附子汤主之。(304)少阴病，身体痛，手足寒，骨节痛，脉沉者，附子汤主之。(305)妇人怀娠六七月，脉弦发热，其胎愈胀，腹痛恶寒者，少腹如扇，所以然者，子脏开故也，当以附子汤温其脏。(《金匮要略·妇人妊娠病脉证并治第二十》)

【药物组成】附子二枚，炮，去皮，破八片　茯苓三两　人参二两　白术四两　芍药三两

【应用指征】上五味，以水八升，煮取三升，去滓。温服一升，日三服。

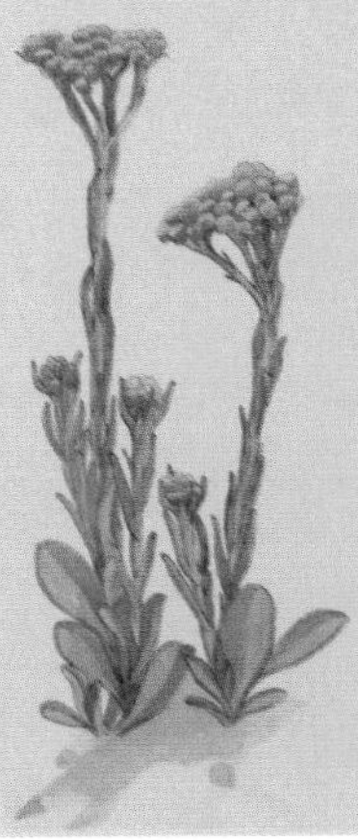

桃花汤方

【方歌】

一升粳米一斤脂，
脂半磨研法亦奇，
一两干姜同煮服，
少阴脓血是良规。

【方歌】

桃花汤用石脂宜，
粳米干姜共用之，
为涩虚寒少阴利，
热邪滞下切难施。

【应用指征】少阴病，下利便脓血者，桃花汤主之。(306)少阴病，二三日至四五日，腹痛，小便不利，下利不止，便脓血者，桃花汤主之。(307)

【药物组成】赤石脂一斤，一半全用，一半筛末　干姜一两　粳米一升

【服用方法】上三味，以水七升，煮米令熟，去滓。温服七合，内赤石脂末方寸匕，日三服。若一服愈，余勿服。

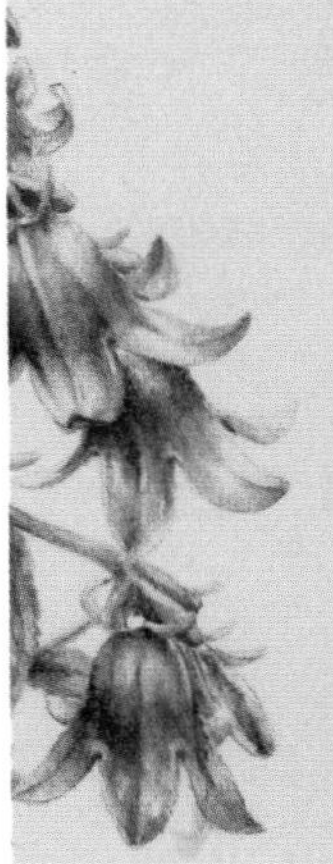

黄连阿胶汤方

【方歌】

四两黄连三两胶，
二枚鸡子取黄敲，
一芩二芍心烦治，
更治难眠睫不交。

【方歌】

黄连阿胶鸡子黄，
黄芩白芍合成方，
水亏火炽烦不卧，
滋阴降火自然康。

【应用指征】少阴病，得之二三日以上，心中烦，不得卧，黄连阿胶汤主之。（303）

【药物组成】黄连四两　黄芩二两　芍药二两　鸡子黄二枚　阿胶三两

【服用方法】上五味，以水六升，先煮三物，取二升，去滓，内胶烊尽，小冷，内鸡子黄，搅令相得。温服七合，日三服。

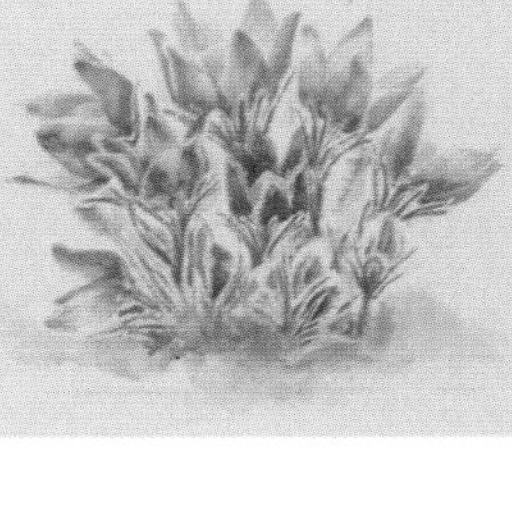

四逆散方

【方歌】

枳甘柴芍数相均，
热厥能回察所因，
白饮和匀方寸匕，
阴阳顺接用斯神。
咳加五味与干姜，
五分平行为正路，
下利之病照此加，
辛温酸收两相顾；
悸者桂枝五分加，
补养心虚为独步；

小便不利加茯苓，
五分此方为法度；
腹中痛者里气寒，
炮附一枚加勿误；
泄利下重阳郁求，
薤白三升水煮具；
水用五升取三升，
去薤纳散寸匕数；
再煮一升有半成，
分温两服法可悟。

【方歌】

四逆散里用柴胡，
芍药枳实甘草须，
此是阳邪成郁逆，
敛阴泄热平剂扶。

【应用指征】少阴病，四逆，其人或咳，或悸，或小便不利，或腹中痛，或泄利下重者，四逆散主之。（318）

【药物组成】甘草炙　枳实破，水渍，炙干　柴胡　芍药

【服用方法】上四味，各十分，捣筛。白饮和服方寸匕，日三服。

【配伍加减】咳者，加五味子、干姜各五分，并主下利；悸者，加桂枝五分；小便不利者，加茯苓五分；腹中痛者，加附子一枚，炮令坼；泄利下重者，先以水五升，煮薤白三升，煮取三升，去滓，以散三方寸匕内汤中，煮取一升半，分温再服。

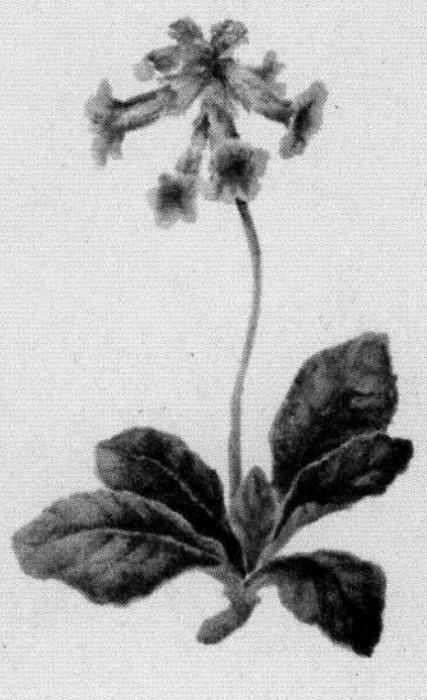

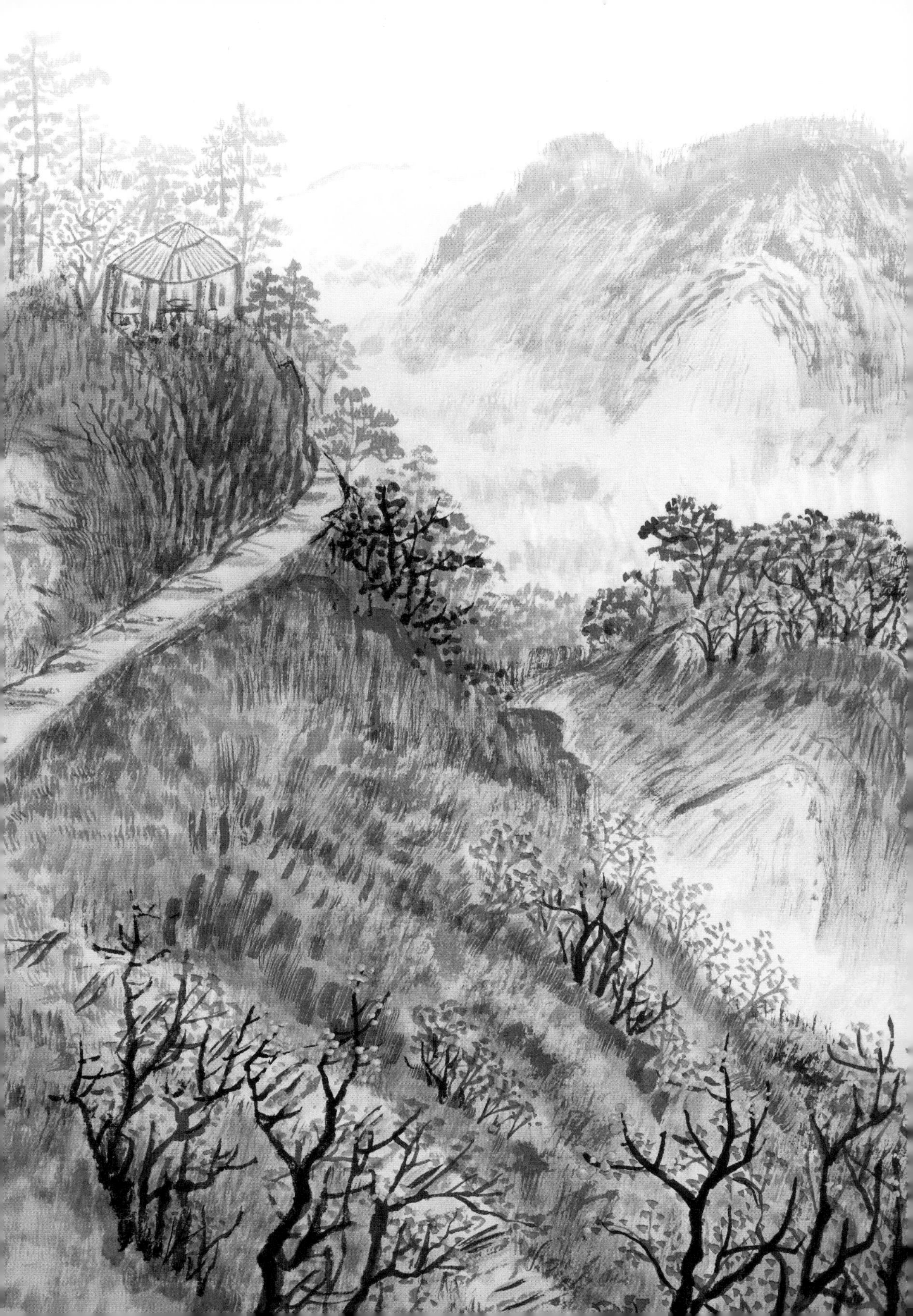

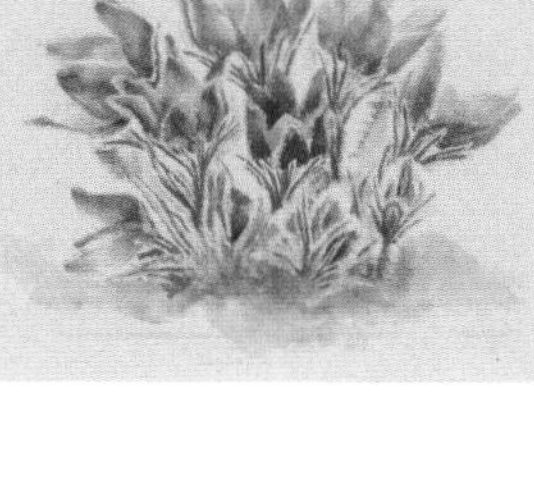

麻黄细辛附子汤方

【方歌】

麻黄二两细辛同，
附子一枚力最雄，
始得少阴反发热，
脉沉的证奏奇功。

【方歌】

麻黄细辛附子汤，
发表温经两法彰，
若非表里相兼治，
少阴反热曷能康。

【应用指征】少阴病，始得之，反发热，脉沉者，麻黄细辛附子汤主之。(301)

【药物组成】麻黄二两，去节　细辛二两　附子一枚，炮，去皮，破八片

【服用方法】上三味，以水一斗，先煮麻黄，减二升，去上沫，内诸药，煮取三升，去滓。温服一升，日三服。

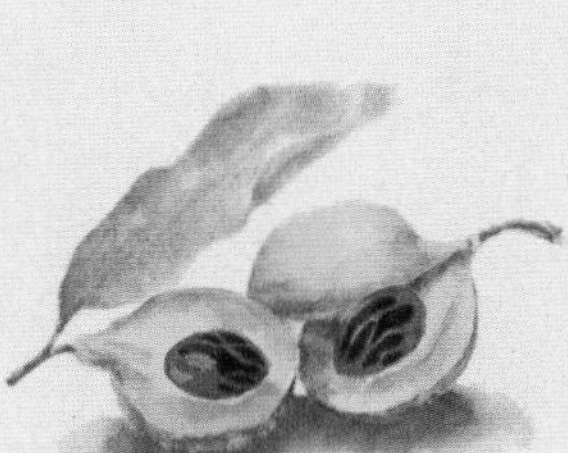

麻黄附子甘草汤方

【方歌】

甘草麻黄二两佳，
一枚附子固根荄，
少阴得病二三日，
里证全无汗岂乖。

【应用指征】少阴病，得之二三日，麻黄附子甘草汤发微汗。以二三日无证，故微发汗也。(302)

【药物组成】麻黄二两，去节　甘草二两，炙　附子一枚，炮，去皮，破八片

【服用方法】上三味，以水七升，先煮麻黄一两沸，去上沫，内诸药，煮取三升，去滓。温服一升，日三服。

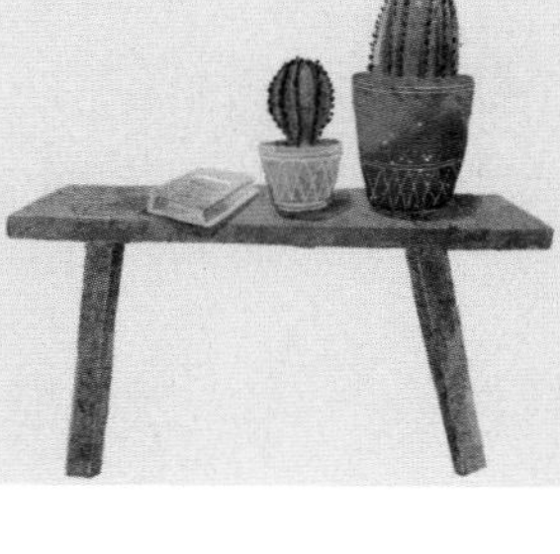

猪肤汤方

【方歌】

斤许猪肤斗水煎，
水煎减半滓须捐，
再投粉蜜熬香服，
烦利咽痛胸满痊。

【应用指征】少阴病，下利咽痛，胸满心烦，猪肤汤主之。(310)

【药物组成】猪肤一斤

【服用方法】上一味，以水一斗，煮取五升，去滓，加白蜜一升，白粉五合，熬香，和令相得。温分六服。

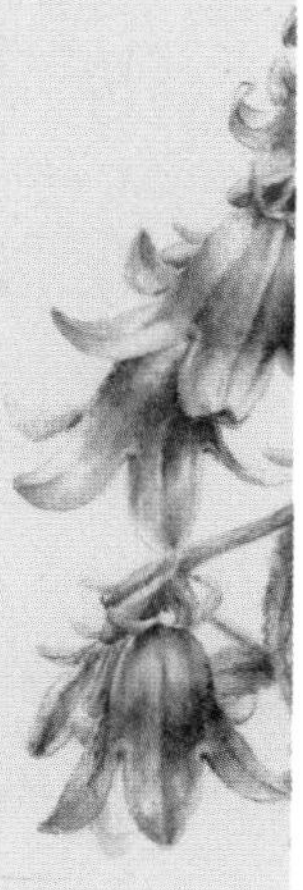

甘草汤方　桔梗汤方

【方歌】

甘草名汤咽痛求，
方教二两不多收，
后人只认中焦药，
谁识少阴主治优。
甘草汤投痛未瘥，
桔加一两莫轻过，
奇而不效须知偶，
好把经文仔细摇。

【应用指征】少阴病二三日，咽痛者，可与甘草汤，不差，与桔梗汤。(311) 咳而胸满，振寒脉数，咽干不渴，时出浊唾腥臭，久久吐脓如米粥者，为肺痈，桔梗汤主之。(《金匮要略·肺痿肺痈咳嗽上气病脉证并治第七》)

【药物组成】

甘草汤：甘草二两

桔梗汤方：桔梗一两　甘草二两

【服用方法】

甘草汤：上一味，以水三升，煮取一升半，去滓。温服七合，日二服。

桔梗汤方：上二味，以水三升，煮取一升，去滓。温分再服。

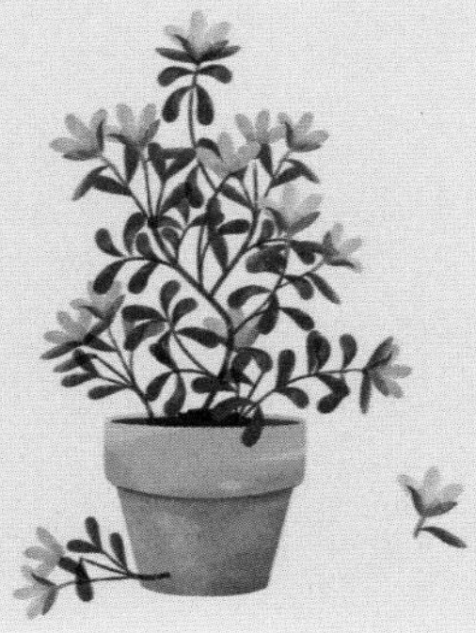

苦酒汤方

【方歌】

生夏一枚十四开，
鸡清苦酒搅几回，
刀环捧壳煎三沸，
咽痛频吞绝妙哉。

【应用指征】少阴病，咽中伤，生疮，不能语言，声不出者，苦酒汤主之。(312)

【药物组成】半夏洗，破如枣核，十四枚　鸡子一枚，去黄，内上苦酒，着鸡子壳中

【服用方法】上二味，内半夏着苦酒中，以鸡子壳置刀环中，安火上，令三沸，去滓。少少含咽之。不差，更作三剂。

半夏散及汤方

【方歌】

半夏桂甘等分施，
散须寸匕饮调宜，
若煎少与当微冷，
咽痛求枢法亦奇。

【应用指征】少阴病，咽中痛，半夏散及汤主之。(313)

【药物组成】半夏洗　桂枝去皮　甘草炙

【服用方法】上三味等分，各别捣筛已，合治之。白饮和服方寸匕，日三服。若不能散服者，以水一升，煎七沸，内散两方寸匕，更煮三沸，下火，令小冷，少少咽之。半夏有毒，不当散服。

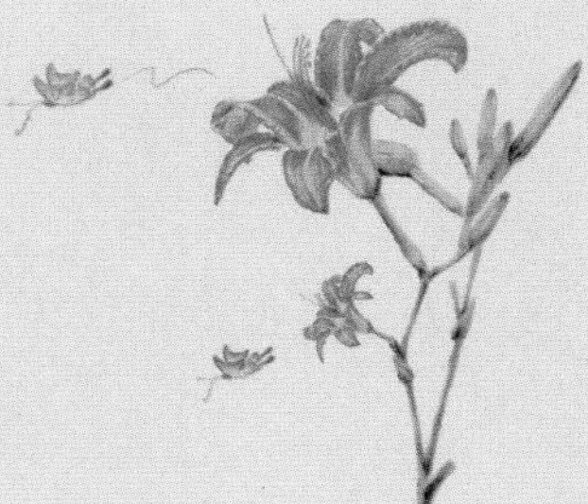

白头翁汤方

【方歌】

三两黄连柏与秦，
白头二两妙通神，
病缘热利时思水，
下重难通此药珍。

【方歌】

白头翁汤治热痢，
黄连黄柏佐秦皮，
清热解毒并凉血，
赤多白少脓血医。

【应用指征】热利下重者，白头翁汤主之。（371）下利，欲饮水者，以有热故也，白头翁汤主之。（373）

【药物组成】白头翁二两　黄柏三两　黄连三两　秦皮三两

【服用方法】上四味，以水七升，煮取二升，去滓。温服一升。不愈，更服一升。

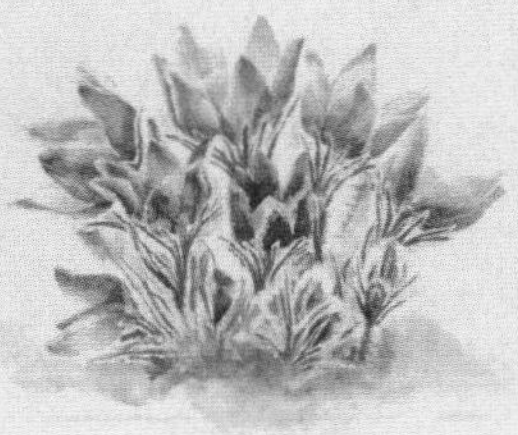

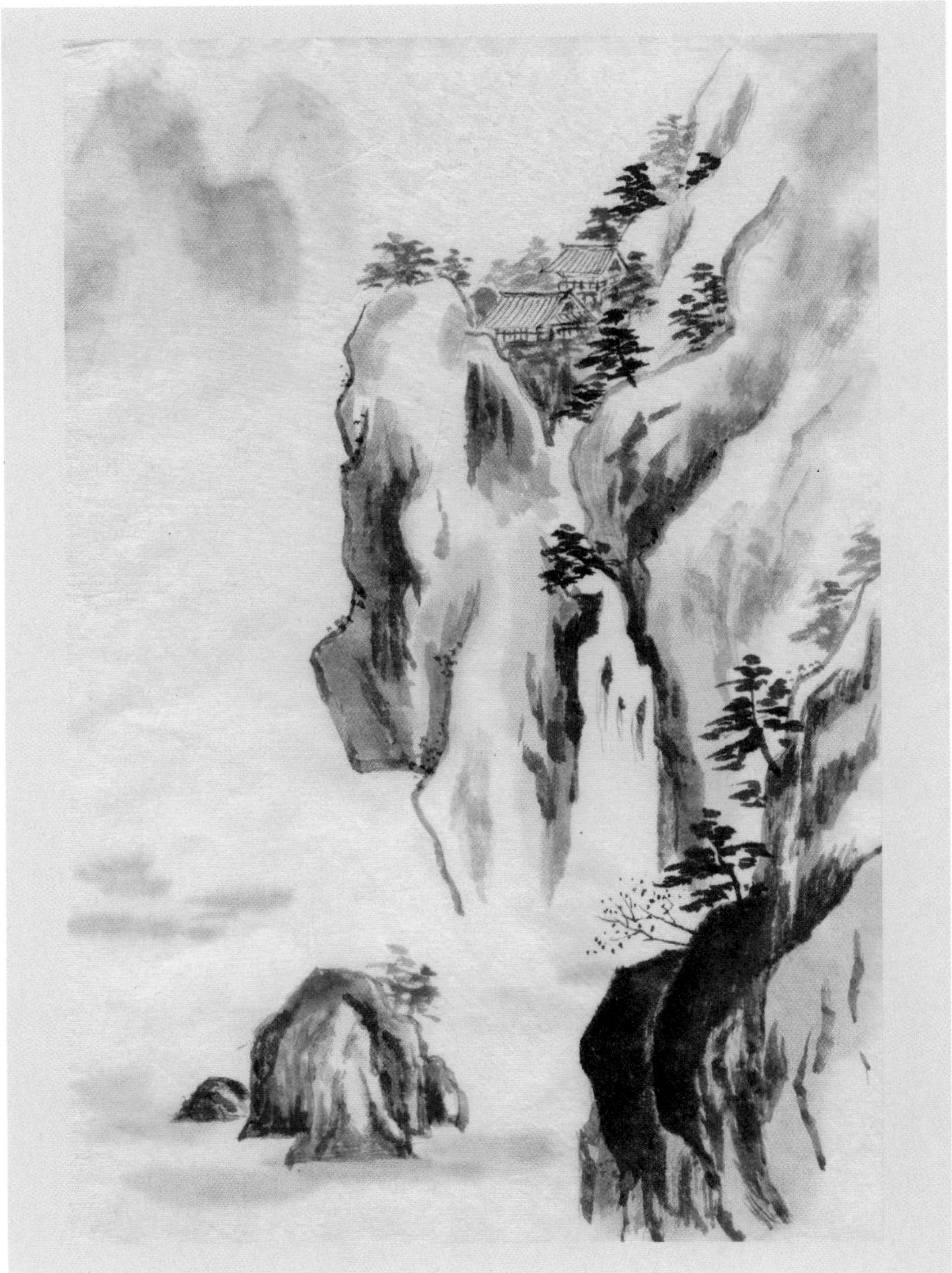

辨厥阴病脉证并治

乌梅丸方

【方歌】

六两柏参桂附辛，
黄连十六厥阴遵，
归椒四两梅三百，
十两干姜记要真。

【方歌】

乌梅丸用细辛桂，
人参附子椒姜继，
黄连黄柏及当归，
温脏安蛔寒厥剂。

【应用指征】伤寒脉微而厥，至七八日，肤冷，其人躁无暂安时者，此为脏厥，非蛔厥也。蛔厥者，其人当吐蛔。今病者静，而复时烦者，此为脏寒。蛔上入其膈，故烦，须臾复止，得食而呕，又烦者，蛔闻食臭出，其人

常自吐蛔。蛔厥者，乌梅丸主之。又主久利。(338)

【药物组成】乌梅三百枚　细辛六两　干姜十两　黄连十六两　当归四两　附子六两，炮，去皮　蜀椒四两，出汗　桂枝去皮，六两　人参六两　黄柏六两

【服用方法】上十味，异捣筛，合治之，以苦酒渍乌梅一宿，去核，蒸之五斗米下，饭熟，捣成泥，和药令相得，内臼中，与蜜杵二千下，丸如梧桐子大。先食饮服十丸，日三服，稍加至二十丸。禁生冷、滑物、臭食等。

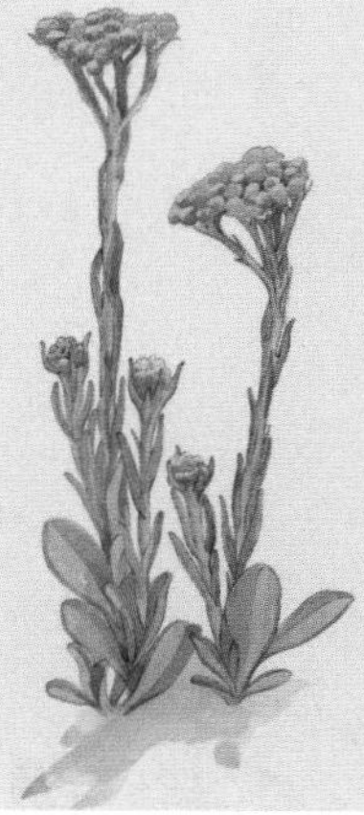

干姜黄连黄芩人参汤方

【方歌】

芩连苦降藉姜开，
济以人参绝妙哉，
四物平行各三两，
诸凡拒格此方该。

【应用指征】伤寒本自寒下，医复吐下之，寒格，更逆吐下，若食入口即吐，干姜黄连黄芩人参汤主之。(359)

【药物组成】干姜　黄芩　黄连　人参各三两

【服用方法】上四味，以水六升，煮取二升，去滓。分温再服。

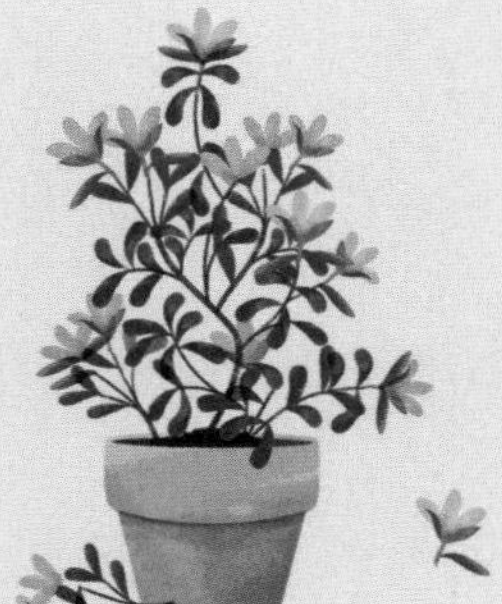

麻黄升麻汤方

【方歌】

两半麻升一两归，
六铢苓术芍冬依，
膏姜桂草同分两，
十八铢兮芩母葳。

【应用指征】伤寒六七日，大下后，寸脉沉而迟，手足厥逆，下部脉不至，咽喉不利，唾脓血，泄利不止者，为难治，麻黄升麻汤主之。(357)

【药物组成】麻黄二两半，去节　升麻一两一分　当归一两一分　知母十八铢　黄芩十八铢　葳蕤十八铢　芍药六铢　天门冬六铢，去心　桂枝六铢，去皮　茯苓六铢　甘草六铢，炙　石膏六铢，碎，绵裹　白术六铢　干姜六铢

【服用方法】上十四味，以水一斗，先煮麻黄一两沸，去上沫，内诸药，煮取三升，去滓，分温三服。相去如炊三斗米顷令尽，汗出愈。

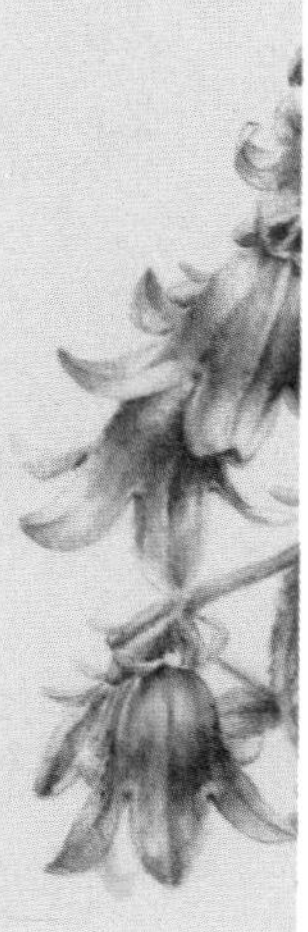

当归四逆汤方

【方歌】

当归四逆桂枝芍，
细辛甘草木通着，
再加大枣治阴厥，
脉细阳虚由血弱。

【应用指征】手足厥寒，脉细欲绝者，当归四逆汤主之。(351)

【药物组成】当归三两　桂枝三两，去皮　芍药三两　细辛三两　甘草二两，炙　通草二两　大枣二十五枚，擘

【服用方法】上七味，以水八升，煮取三升，去滓。温服一升，日三服。

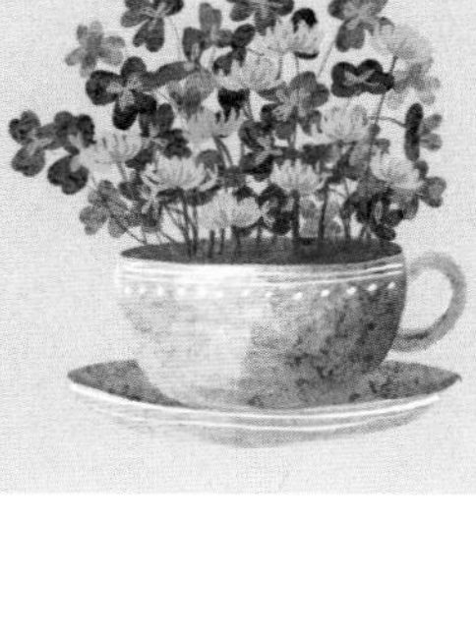

当归四逆加吴茱萸生姜汤方

【方歌】

三两辛归桂芍行，
枣须廿五脉重生，
甘通二两能回厥，
寒入吴萸姜酒烹。

【应用指征】若其人内有久寒者，宜当归四逆加吴茱萸生姜汤。(352)

【药物组成】当归三两　芍药三两　甘草二两，炙　通草二两　桂枝三两，去皮　细辛三两　生姜半斤，切　吴茱萸二升　大枣二十五枚，擘

【服用方法】上九味，以水六升，清酒六升和，煮取五升，去滓。温分五服。

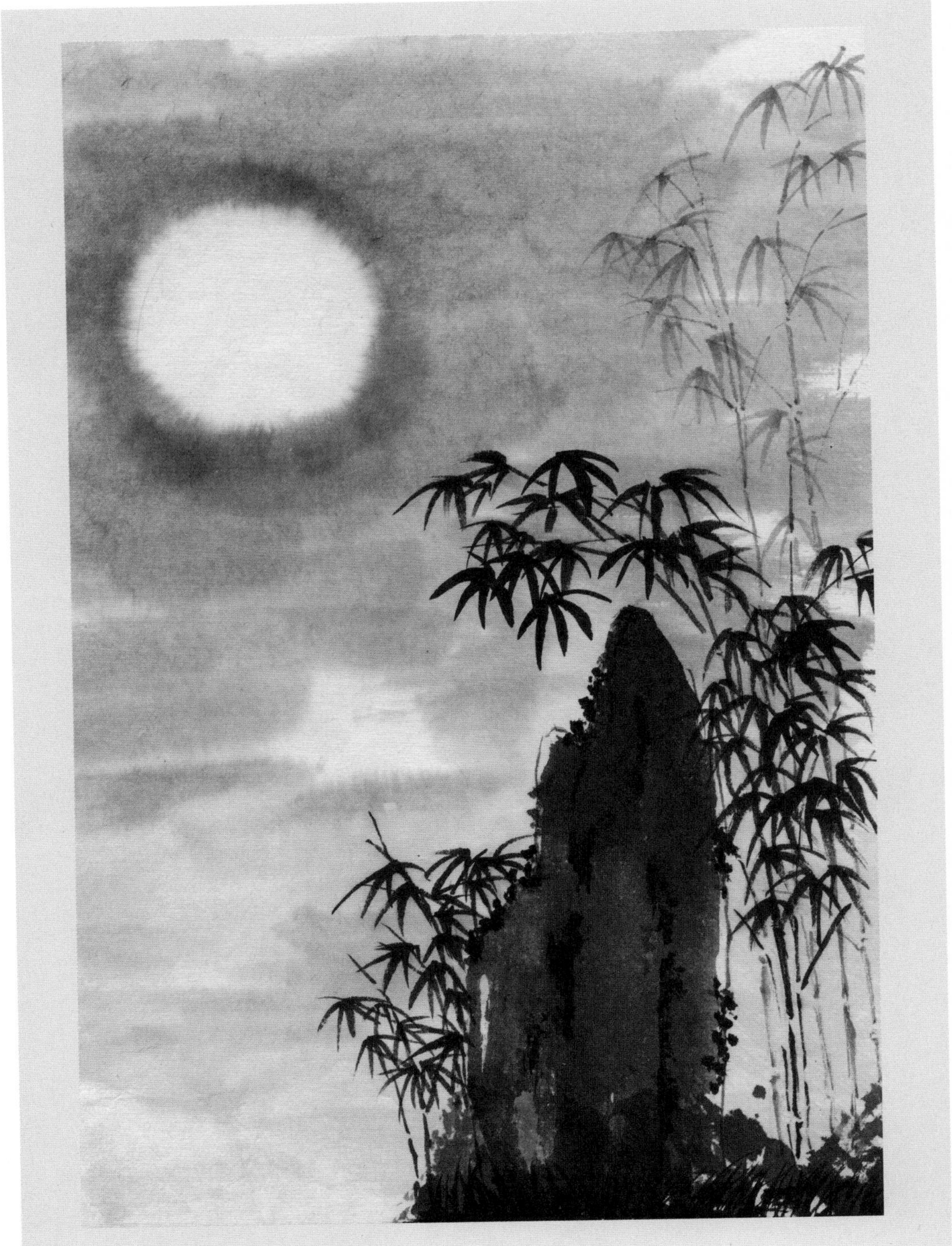

辨霍乱病脉证并治

理中丸

【方歌】

吐利腹疼用理中，
丸汤分两各三同，
术姜参草刚柔济，
服后还余啜粥功。
脐上筑者白术忌，
去术加桂四两治；
吐多白术亦须除，
再加生姜三两试；
若还下多术仍留，
输转之功君须记；
悸者心下水气凌，

茯苓二两堪为使。
渴欲饮水术多加，
共投四两五钱饵；
腹中痛者加人参，
四两半兮足前备；
寒者方内加干姜，
其数亦与加参类；
腹满应将白术删，
加附一枚无剩义，
服如食顷热粥尝，
戒勿贪凉衣被置。

【方歌】

理中丸主理中乡，
甘草人参术干姜，
呕利腹痛阴寒盛，
或加附子总扶阳。

【应用指征】霍乱，头痛发热，身疼痛，热多欲饮水者，五苓散主之；寒多不用水者，理中丸主之。(386)大病差后，喜唾，久不了了，胸上有寒，当以丸药温之，宜理中丸。(396)

【药物组成】人参　干姜　甘草炙　白术各三两

【服用方法】上四味，捣筛，蜜和为丸，如鸡子黄许大。以沸汤数合，和一丸，研碎温服之，日三四，夜二服。腹中未热，益至三四丸，然不及汤。汤法：以四物依两数切，用水八升，煮取三升，去滓。温服一升，日三服。

【配伍加减】若脐上筑者，肾气动也，去术，加桂四两；吐多者，去术，加生姜三两，下多者，还用术；悸者，加茯苓二两；渴欲得水者，加术，足前成四两半；腹中痛者，加人参，足前成四两半；寒者，加干姜，足前成四两半；腹满者，去术，加附子一枚。服汤后，如食顷，饮热粥一升许，微自温，勿发揭衣被。

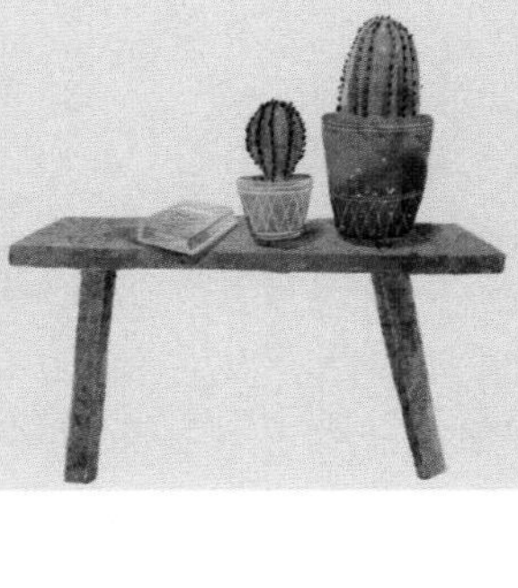

四逆加人参汤方

【方歌】

四逆原方主救阳，
加参一两救阴方，
利虽已止知亡血，
须取中焦变化乡。

【应用指征】恶寒脉微而复利，利止，亡血也，四逆加人参汤主之。(385)

【药物组成】甘草二两，炙　附子一枚，生，去皮，破八片　干姜一两半　人参一两

【服用方法】上四味，以水三升，煮取一升二合，去滓，分温再服。

通脉四逆加猪胆汁方

【方歌】

生附一枚三两姜，
炙甘二两玉函方，
脉微内竭资真汁，
猪胆还加四合襄。

【应用指征】吐已下断，汗出而厥，四肢拘急不解，脉微欲绝者，通脉四逆加猪胆汤主之。(390)

【药物组成】甘草二两，炙　干姜三两，强人可四两　附子大者，一枚，生，去皮，破八片　猪胆汁半合

【服用方法】上四味，以水三升，煮取一升二合，去滓，内猪胆汁，分温再服，其脉即来。无猪胆，以羊胆代之。

【变证及预后】吐利发汗，脉平，小烦者，以新虚不胜谷气故也。(391)

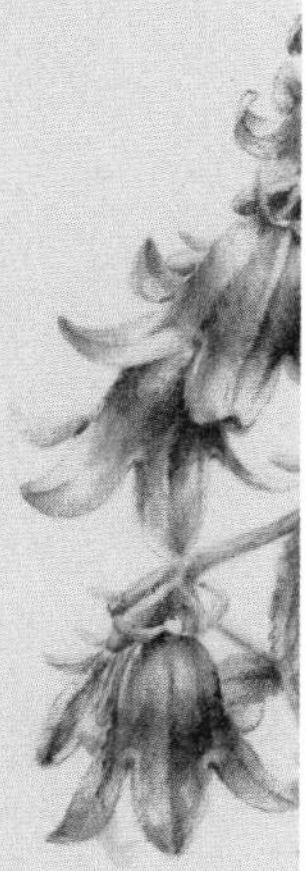

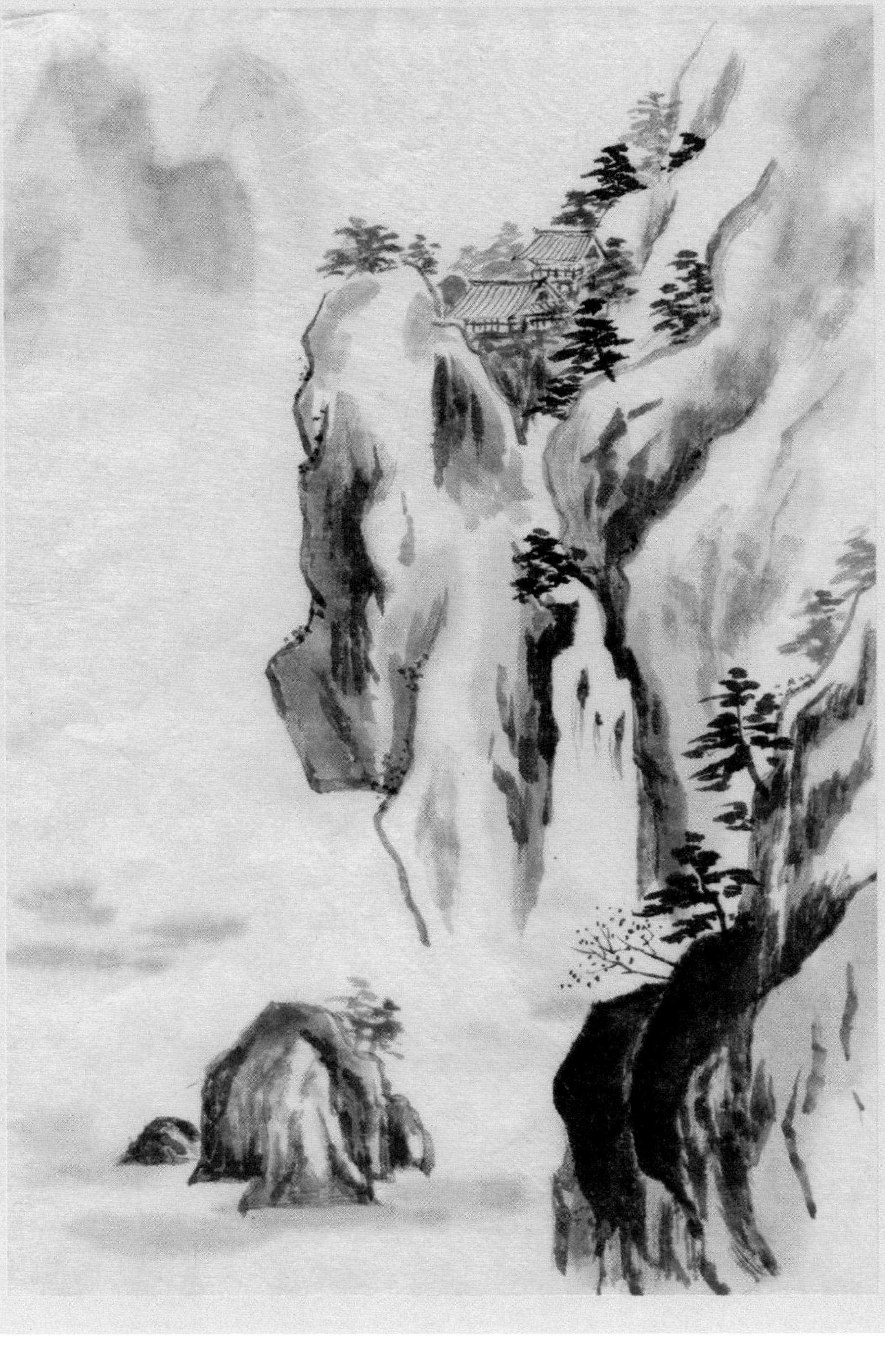

辨阴阳易差后劳复病脉证并治

枳实栀子豉汤方

【方歌】

一升香豉枳三枚，
十四山栀复病该，
浆水法煎微取汗，
食停还藉大黄开。

【应用指征】大病差后，劳复者，枳实栀子豉汤主之。(393)

【药物组成】枳实三枚，炙　栀子十四个，擘　豉一升，绵裹

【服用方法】上三味，以清浆水七升，空煮取四升，内枳实、栀子，煮取二升，下豉更煮五六沸，去滓。温分再服。覆令微似汗。

【配伍加减】若有宿食者，内大黄如博棋子五六枚，服之愈。

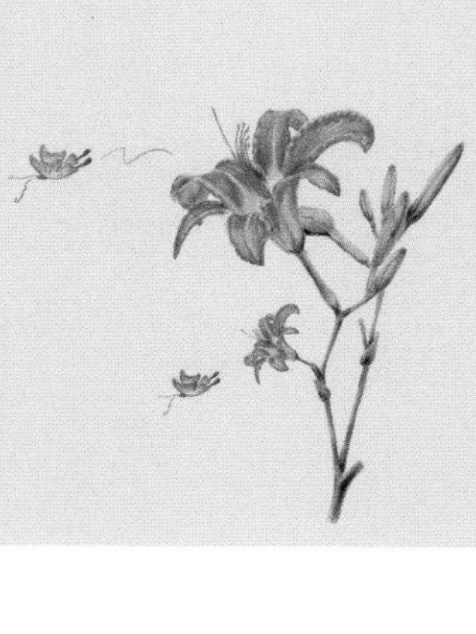

牡蛎泽泻散方

【方歌】

病瘥腰下水偏停，

泽泻楼根蜀漆葶，

牡蛎商陆同海藻，

捣称等分饮调灵。

【应用指征】大病差后，从腰以下有水气者，牡蛎泽泻散主之。(395)

【药物组成】牡蛎熬　泽泻　蜀漆暖水洗，去腥　葶苈子熬　商陆根熬　海藻洗去咸　栝楼根各等分

【服用方法】上七味异捣，下筛为散，更于臼中治之。白饮和服方寸匕，日三服。小便利，止后服。

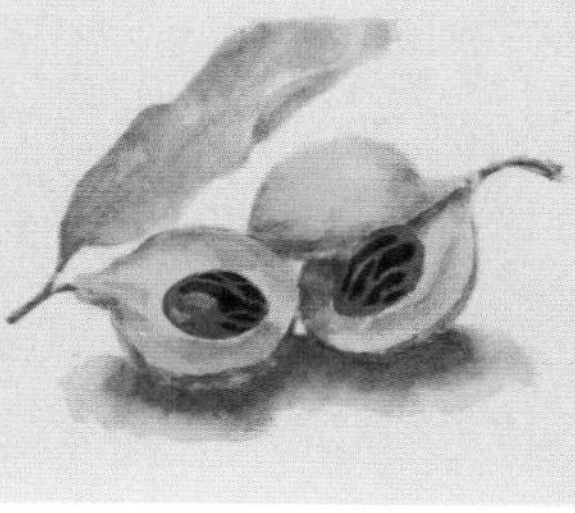

竹叶石膏汤方

【方歌】

三参二草一斤膏，
病后虚羸呕逆叨，
粳夏半升叶二把，
麦冬还配一升熬。

【方歌】

竹叶石膏汤人参，
麦冬半夏甘草临，
再加粳米同煎服，
暑烦热渴脉虚寻。

【应用指征】伤寒解后，虚羸少气，气逆欲吐，竹叶石膏汤主之。(397)

【药物组成】竹叶二把　石膏一斤　半夏半升，洗　麦门冬一升，去心　人参三两

甘草二两，炙　粳米半升

【服用方法】上七味，以水一斗，煮取六升，去滓，内粳米，煮米熟，汤成去米。温服一升，日三服。

【变证及预后】病人脉已解，而日暮微烦，以病新差，人强与谷，脾胃气尚弱，不能消谷，故令微烦，损谷则愈。（398）

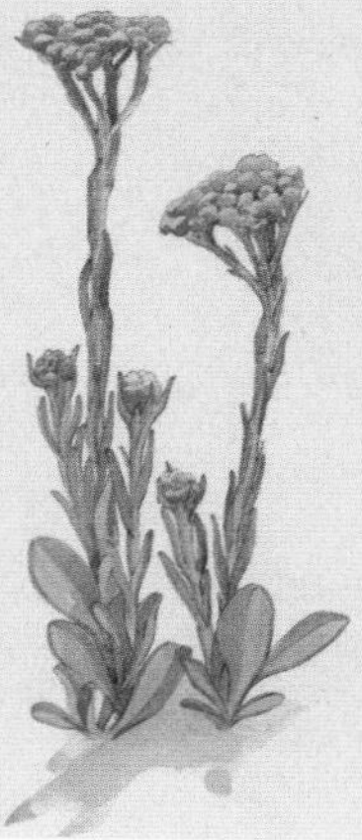

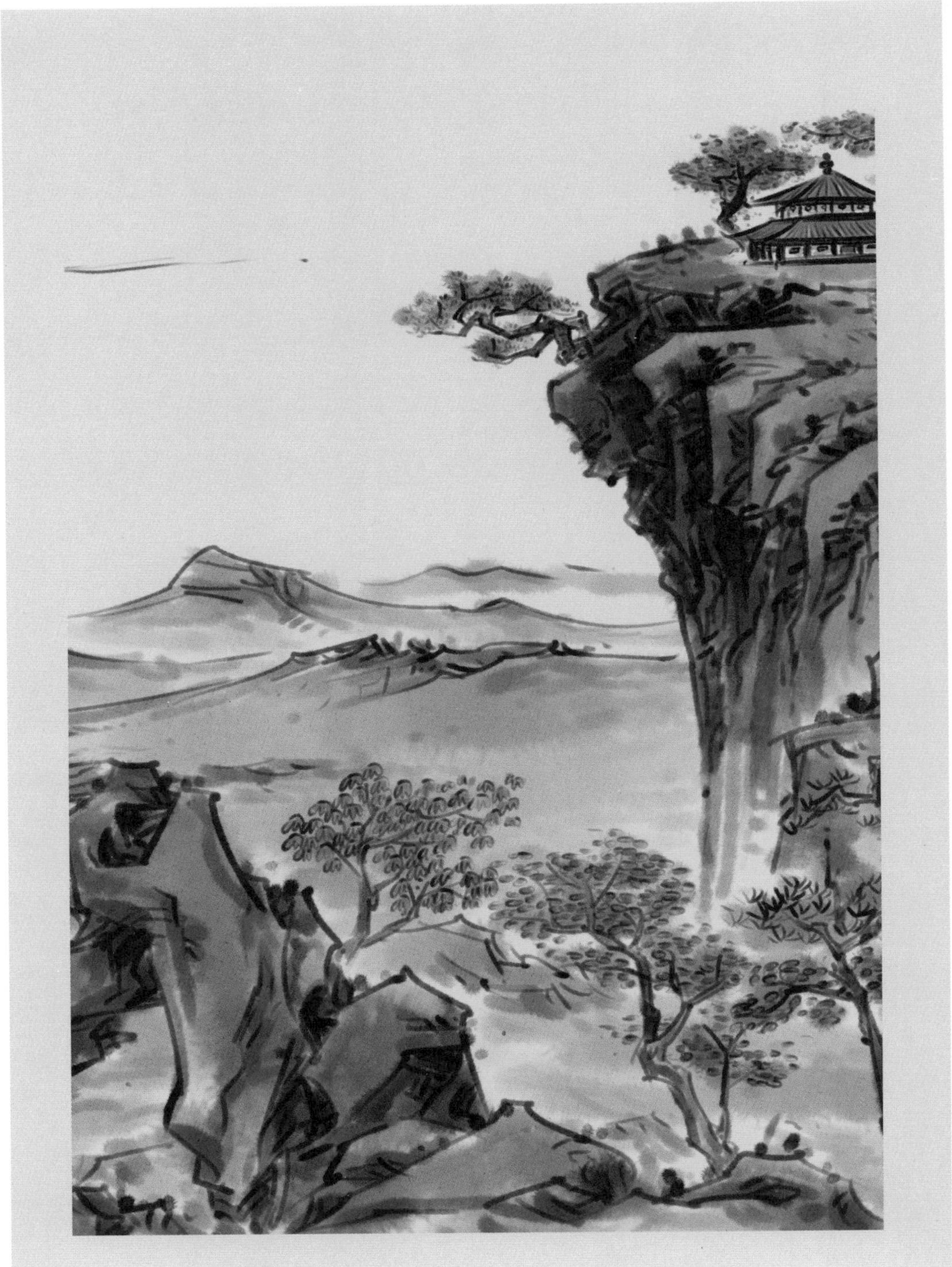

附录

附录1 方剂笔画索引

七画

八画

九画

十画

十一画

十二画及以上

附录2　方剂拼音索引

附录3 古今度量衡换算

表 1 汉代剂量单位换算

重量	1 斤 =16 两
	1 两 =24 铢
容量	1 斛 =10 斗
	1 斗 =10 升
	1 升 =10 合

表 2 汉代剂量单位换算

汉代			现代
重量	1 斤		250 克
	1 两		15.625 克
	1 铢		0.651 克
容量	1 斛		20000 毫升
	1 斗		2000 毫升
	1 升		200 毫升
	1 合		20 毫升
	一方寸匕	金石药末	约 2 克
		草木药末	约 1 克

表 3 《伤寒论》常用药物剂量核算

《伤寒论》药物剂量			约合（克）
容量	半夏半升		42 克
	五味子半升		38 克
	芒硝半升		62 克
	麦冬半升		45 克
	麻仁半升		50 克
	葶苈子半升		62 克
	杏仁半升		56 克
	赤小豆半升		150 克
	吴茱萸半升		70 克
个数	大枣十二枚		30 克
	杏仁七十枚		22 克
	附子一枚	小者	≤ 10 克
		中等者	10 ～ 20 克
		大者	20 ～ 30 克
	栀子十四枚		7 克
	栝楼实一枚		70 克
	乌梅三百枚		680 克

注：以上表格主要参考：①柯雪帆，赵章忠，张萍，等.《伤寒论》和《金匮要略》中的药物剂量问题.上海中医药杂志，1983，12：36 ~ 38；②柯雪帆.现代中医药应用——研究大系伤寒与金匮.上海：上海中医药大学出版社，1995。